Einfach clever laufen

77 Fragen & Antworten

Einfach clever laufen

77 Fragen & Antworten

für die aktive Fitness-Läuferin

Anke Thiel

Kontakt/Impressum
https://laufgoettin.de/impressum
Anke Thiel
Lauergasse 16
76275 Ettlingen
kontakt@laufgoettin.de

Rechtliche Hinweise

Links

Alle Links und Downloads des Buches sind kostenlos und auf einer separaten Webseite auf einen Blick für dich zusammengefasst. Hier kannst du die Unterlagen downloaden und ausdrucken.

Urheberrecht

Haftungsausschluss

Alle Angaben in diesem Buch wurden nach sorgfältiger Recherche und nach bestem Wissen und Gewissen gemacht. Trotzdem können sich Fehler eingeschlichen haben. Die Autorin haftet nicht für solche Fehler oder die Folgen, die daraus entstehen können. Dieses Buch ist nur geeignet für eigenverantwortliche Menschen, die selbst die Verantwortung für das übernehmen, was sie tun oder unterlassen.

Kein Teil dieses Buches versteht sich als eine Aufforderung zur Gewalt oder zu illegalen Handlungen gleich welcher Art. Kein Teil dieses Buches versteht sich als eine Rechtsberatung. Kein Teil dieses Buches versteht sich als gewaltverherrlichend, fremdenfeindlich oder beleidigend. Der Inhalt des Buches stellt nur die Meinung der Autorin dar. Die Lektüre dieses Buches kann das Einholen von gegebenenfalls notwendigem Expertenrat nicht ersetzen.

Inhaltsverzeichnis

Einführung

Was erfährst du in diesem Buch?

Ich helfe dir schneller und länger zu laufen. Du erfährst, wie du in kürzester Zeit deine Kondition und dein Tempo beim Laufen steigerst.

In Rekordzeit wirst du schneller und kraftsparender laufen. Du wirst fitter, vitaler und stressresistenter. Das Buch ist für dich goldrichtig, wenn du schon locker eine halbe Stunde laufen kannst und wissen willst: Was steigere ich eigentlich zuerst, Distanz oder Geschwindigkeit? Was ist Lauftechnik und wie bringe ich sie gezielt und ganz einfach in meine Läufe?

Das Buch ist in drei Teile gegliedert. Der Teil 1 enthält 77 Fragen & Antworten aus der nahen Laufpraxis. Es sind Fragen, von Frauen aus meinen Laufgruppen, die mir über die Jahre als Lauftrainerin gestellt wurden und die während ihres Laufalltags entstanden sind.

Du profitierst sofort von meiner 10jährigen Lauferfahrung als Lauftrainerin. Es werden dir offene Fragen aus den Bereichen Motivation, Ausrüstung, Ernährung, Laufstil, Lauftechnik und Läuferbeschwerden beantwortet.

Im Teil 2 findest du alle wichtigen Zutaten für einen strukturierten Aufbau deines Lauftrainings. Kennst du den Unterschied per Definition zwischen einer Joggerin und einer Läuferin? Läuferinnen laufen nicht nur, sie trainieren.

In diesem Buch wirst du ganz persönliche Aha-Momente übers Laufen haben und lernen, wie du als Läuferin, Schritt für Schritt zu einer besseren und schnelleren Läuferin wirst.

Denn es sind die kleinen Details, die dich geschmeidig laufen lassen, wie eine Katze.

Eine gute Läuferin erkennt man vor allem daran, dass man sie nicht kommen hört, wenn sie mit voller Kraft, Dynamik und Ästhetik an dir vorbeischwebt.

Im Teil 3 erhältst du kurz und knapp alle wichtigen Begriffe rund ums Laufen klar erklärt, die für dich als Läuferin wichtig sind. Was ist „Catwalk“ und was kannst du dagegen tun, wie ist das mit der „Superkompensation“ und wieso ist die „aerobe Schwelle“ so wichtig.

Das bekommst du mit dem Buch:

Teil 1 –77 Läufer-Fragen & Antworten

- 77 Fragen & Antworten aus 10 Jahren Laufpraxis - Läuferinnen fragen - Lauftrainerin antwortet
- alle Fakten und Insiderinfos für dich als fortgeschrittene Läuferin, die clever laufen will und mehr aus jedem einzelnen Lauf machen will

Teil 2 – So läufst du schneller

- Ausführlicher Teil zu Verbesserung deiner Läufe durch den richtigen Laufstil & Lauf-ABC, wie du effizienter läufst und Verletzungen vermeidest
- umfangreiches Wissen zum Maximalpuls, Trainingspuls, Fettverbrennungspuls, bei dem du optimal trainierst und Fett verbrennst
- detaillierte & umfangsreiche Hilfe bei den häufigsten Läuferbeschwerden wie Achillessehnenentzündung, Schienbeinkantensyndrom und Knieschmerzen
- meine langjährigen Kenntnisse & Erfahrungen als Lauftrainerin
- diese Läufertipps und Tricks bringen dich wirklich weiter und lassen dich unvergessliche Lauferfolge erleben, so macht Laufen richtig Spaß!

Teil 3 – wichtige Läuferbegriffe A-Z

- du erhältst nicht nur Begriffe über das Laufen erklärt, sondern auch genaues Hintergrundwissen, das für dich entscheidend wichtig ist

Auf einer kostenlosen Extraseite auf meiner Webseite habe ich für dich Links, Videos, Übungen und Produkte, die dir helfen werden, schneller und länger laufen zu können, zusammengefasst.
Zusätzlich gibt es auf dieser Seite eine kleine Überraschung für dich.

Hier bekommst du alle im Buch aufgeführten Infos und Links auf einen Blick. Mit diesem Link kommst du auf meine Seite:

https://laufgoettin.de/77Fragen

Hast du Fragen, dann schreib mir bitte an **kontakt@laufgoettin.de**.
Mehr über mich und meine Bücher findest du unter www.ankethiel.com.

Über die Autorin

Ich bin Anke (Jahrgang 1971) leidenschaftliche Läuferin und begeisterte Lauftrainerin speziell für Frauen. Gemeinsam mit meiner Tochter lebe ich in Ettlingen bei Karlsruhe.

Ich laufe seit über 10 Jahren. Laufen gehört einfach zu mir, es macht mich glücklich. Im Sommer 2013 gründete ich nach meiner Lauftrainerausbildung meinen eigenen Frauenlauftreff „Laufgöttinnen".

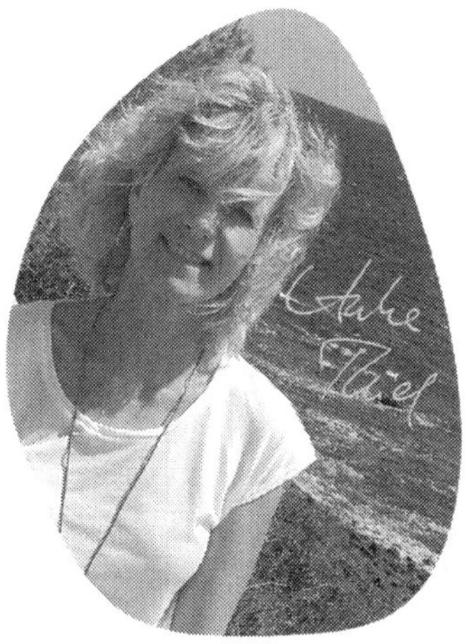

Auch in DIR steckt eine Laufgöttin!

Warum habe ich dieses Buch geschrieben?

Ich liebe das Laufen, gesunde Ernährung und bin ständig in Bewegung - das bin ich, das macht mich aus.

Und ich liebe es, Frauen wie dir zu helfen mehr Laufen in dein Leben zu bringen. Als Lauftrainerin habe ich viele Läuferinnen kennengelernt. Ich kenne deine Gedanken, Gefühle und kleine Problemchen, die immer mal wieder auftauchen. Aber du kannst aufatmen, es gibt nichts, für was es keine Lösung gibt.

Vor über 10 Jahren und lange vor meiner Lauftrainerausbildung hatte ich schon einmal mit dem Laufen begonnen, zwar mit vollem Enthusiasmus, jedoch ohne Plan und Verstand, mit katastrophalen Folgen. Die ärztliche Diagnose damals: Irreparabler Knieschaden.

Aber ich habe es geschafft, meine Knieprobleme in den Griff zu bekommen. Ich laufe regelmäßig und bin trotz dieser Diagnose Lauftrainerin geworden.

Allerdings bin ich eine Lauftrainerin, die selbst erlebt hat, dass man beim Laufen jede Menge falsch machen kann. Genau das möchte ich dir mit diesem Buch ersparen.

Ich möchte dass du deine (Lauf-)Ziele mit maximalem Spaß erreichst und dabei verantwortungsvoll mit dir und deinem Körper umgehst.

Es macht mir große Freude, wenn du meine vielen Erfahrungen, Kenntnisse und Wissen vom Laufen positiv nutzt, um eine ringherum zufriedene glückliche Läuferin, eine strahlende Laufgöttin zu sein oder zu werden.

Denn Laufen gehört zu den schönsten Dingen im Leben, raus in die Natur, mal nicht erreichbar sein, die Gedanken fließen lassen und einfach nur bei DIR sein!

Ich wünsche dir viel Spaß mit meinem Buch und jede Menge Glücksmomente bei jedem deiner Läufe!

Was du dir auch vorgenommen hast…

Tschakka, du schaffst das!

Deine Anke

Ettlingen, Januar 2020

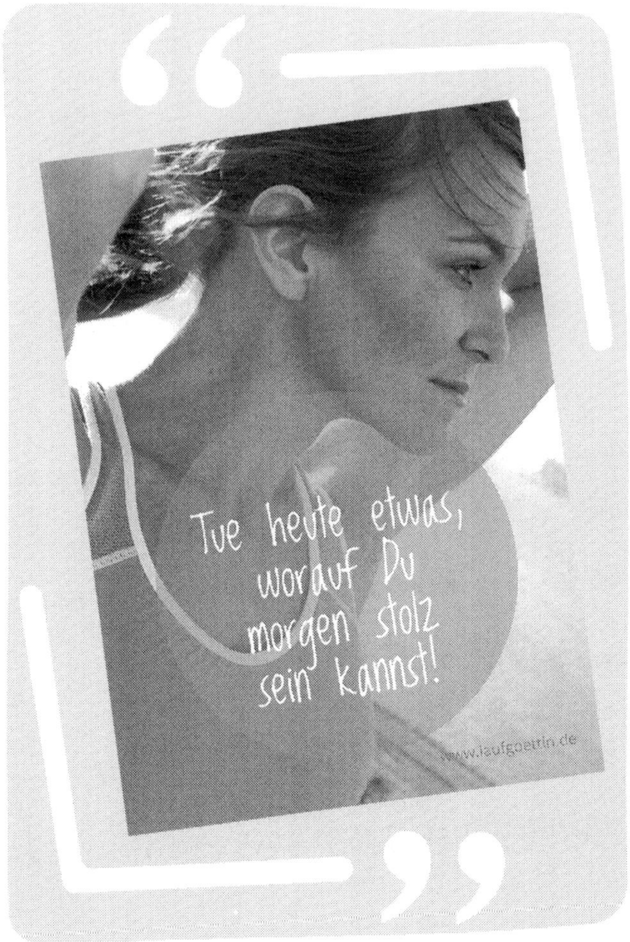
Tue heute etwas,
worauf Du
morgen stolz
sein kannst!
www.laufgoettin.de

Teil 1 – 77 Fragen & Antworten

Motivation

1: Wie motiviere ich mich zum Laufen?

Ich persönlich stelle mir einfach vor, wie es mir in einem Jahr geht, wenn ich heute nicht laufen gehe. Aus heute mal nicht laufen gehen, wird zweimal, dreimal, bis meine Motivation und auch meine Kondition komplett im Keller sind. Wenn ich das so zulasse, werde ich nicht erst nach einem Jahr total träge sein, mich komplett unfit fühlen und bei der geringsten Anstrengung außer Puste sein. In der kalten Jahreszeit wird eine Erkältung die nächste jagen und wenn ich shoppen gehe, werde ich frustriert sein, dass mir kaum etwas passt und alles an mir einfach nur blöd aussieht, weil ich mich in alles reinquetschen muss und ich schwabbelig und unförmig bin.

Wenn ich diese Gedanken fertig durchgespielt habe, spring ich in meine Laufschuhe und weiß genau, warum ich laufen gehe. Nämlich: Weil Laufen für Körper, Geist und Seele wie Balsam ist. Wenn ich Laufen gehe, fühle ich mich in meinem Körper wohl, ich kann essen, was ich will und nehme nicht zu; während des Laufens kann ich abschalten und habe die besten Ideen.

Wenn ich dann nach einem Lauf unter der heißen Dusche stehe, bin ich einfach nur glücklich und stolz, dass ich meinen meckernden inneren Schweinehund in die Wüste geschickt habe.

2: Laufe ich lieber allein oder in der Laufgruppe?

Die Entscheidung, ob du allein oder zusammen laufen gehst, hängt davon ab, welcher Lauf-Typ du bist. Welcher Läufer-Typ bist du? Willst du frei entscheiden wie schnell, wann, wie lange und wo du laufen gehen willst?

Du brauchst keine extra Motivation und du genießt das Laufen nur für dich, ohne Ablenkung und kannst dadurch wunderbar abschalten, dann laufe alleine!

Hast du allerdings Bedenken allein zu laufen, du brauchst eher den Push von außen, einen festen Termin und den Austausch, dann suche dir besser eine Laufpartnerin, die dein Trainingslevel hat.

Eine Mischung, bei der du mal alleine, mal mit Laufpartner/in und mal in der Laufgruppe läufst, ist eine gute Alternative.

Auf der Extraseite habe ich eine Seite verlinkt, bei der du einen Lauftreff (sortiert nach PLZ) bei dir in der Nähe findest.

Mein Tipp! Mehr auf der Extraseite zum Buch!

3: Kann ich durch Joggen Stress abbauen?

Ja, schon eine halbe Stunde Joggen hilft nachweislich das Stresshormon Cortisol im Körper abzubauen. Beim Laufen wird Serotonin, gern als Sonnenschein- und Glückshormon bezeichnet, ausgeschüttet, das macht uns glücklich.

4: Wie finde ich die Motivation zum Laufen und bleibe dabei?

Stelle dir 5 Fragen und notiere alles, was dir dazu einfällt.

Wie bist du mit deiner jetzigen Situation zufrieden - mit deinem Körper, deiner

Fitness und deinem Wohlbefinden – wieviel %?

<u>Beispiel:</u> Ich bin schon ziemlich zufrieden, allerdings gibt es Optimierungspotential. Ich bin mit meinem Körper zu 75 % mit meiner Fitness zu 70 % und mein Wohlbefinden mit 75% zufrieden.

1) *Welche(s) Ziel(e) möchtest du mit dem Laufen* erreichen?

   Ich möchte gern mehr laufen und auch schneller werden.

2) *Welche Teilziele gibt es auf dem Weg zum Endziel?*

   Im 1. Schritt laufe ich regelmäßig 3 x pro Woche.
   Im 2. Schritt steigere ich sukzessive meine Laufdistanz auf 8 km pro Lauf bis ich 10 km erreiche.

   Im 3. Schritt arbeite ich an meiner Laufgeschwindigkeit.

3) *Was möchtest du in einem Jahr erreicht haben?*

Ich möchte mein ersten 10 km Lauf in einer Stunde finishen.

4) *Was bist du bereit dafür zu tun, um diese Ziele zu erreichen, welche Veränderungen sind notwendig?*

Ich werde an meinem Laufstil/Lauftechnik arbeiten und regelmäßig laufen gehen. Ich werde Lauf-ABC und Kräftigungsübungen in mein Lauftraining integrieren. Ich werde meine Laufergebnisse notieren (gelaufene Kilometer, benötigte Zeit), um Veränderungen bzw. Verbesserungen zu erkennen. Ich werde immer neue Trainingsreize (z.B. durch verschiedene Laufarten) setzen, um eine Leistungssteigerung zu erreichen.
Einmal pro Woche gehe ich zusätzlich zum Laufen schwimmen.

5: Welchen Tipp gibt es, um immer am Ball zu bleiben?

Belohne deine Disziplin. Immer wenn du einen Lauf beendet hast, leg 2 Euro zur Seite in ein extra Glas.

Nach einem Monat bei dem du drei Läufe pro Woche absolviert hast, sind schon über 20 Euro zusammengekommen.

Davon kaufst du dir zum Beispiel ein tolles neues Laufshirt. Jedes Mal, wenn du das Shirt trägst, erinnert dich das an deine Power und Durchhaltevermögen. Das ist Motivation pur!

6: Wo finde ich Läufe in meiner Umgebung?

Egal ob du 5km, 10km oder Halbmarathon laufen möchtest, in dem Laufeventverzeichnis auf der Extraseite findest du garantiert deinen nächsten Lauf, sortiert nach Stadtlauf, Frauenlauf (z. B. Womensrun), Firmenlauf usw.

Wenn du nach mehr Action und Abwechslung suchst, es gibt auch Farbläufe (The Color run), Matsch-Schlammläufe (Muddy-Angel-Run), Nachtläufe, Gourmet-Läufe und vieles mehr. Hast du ein Ziel vor Augen, auf das du bei jedem Lauf trainierst, bleibst du garantiert dabei. Vielleicht wettest du mit Freunden oder Kollegen, dass du beim nächsten Firmenlauf mit dabei bist. Ich persönlich finde die „WomensRuns“ toll.

Diese Läufe sind nur für Frauen, sie finden in vielen großen Städten in Deutschland statt. Es gibt verschiedene Distanzen, die du dabei laufen kannst.

Sie sind super organisiert mit vielen Extras rund ums Laufen und das eine oder andere kleine Geschenk springt auch noch dabei raus. Wie wäre es, bist du beim nächsten Lauf mit am Start?

Mein Tipp! Mehr auf der Extraseite zum Buch!

7: Sollte ich neben dem Laufen noch anderen Sport machen?

Auf jeden Fall, schon allein um mehr Abwechslung zu haben.

Aber auch um immer wieder neue Trainingsreize zu setzen und andere Muskelgruppen zu trainieren, solltest du mindestens einmal pro Woche einer anderen Sportart nachgehen. Radfahren, Schwimmen, Yoga, oder Zumba - alles was dir Spaß macht, ist "erlaubt".

Eine Kombination von Kraft und Koordination sind besonders sinnvoll, runden dein Ausdauertraining ab und senken dein Verletzungsrisiko.

Du wirst sehen, durch mehr Abwechslung und unterschiedliche sportlichen Aktivitäten bleibst du besser am Ball.

8: Kann ich mit Arthrose joggen?

Prinzipiell hilft Bewegung, auch das Laufen, deinen Knorpel besser mit Nährstoffen zu versorgen.

Du solltest allerdings auf einige Punkte achten: Laufe nur mit hochwertigen, deinem Fusstyp entsprechenden Laufschuhen. Achte auf ein moderates Lauftempo, meide Bergauf- und Bergabläufe, sowie harte Laufuntergründe (Asphalt).

Optimiere deinen Laufstil mit dem Fokus auf Schonung deiner Fuß-, Hüft- und Kniegelenke. Eine wirklich motivierende Erfolgsgeschichte, wie ein Läufer trotz Arthrose beim Laufen geblieben ist, habe ich auf der Extraseite für dich verlinkt.

Mein Tipp! Mehr auf der Extraseite zum Buch!

9: Sollte ich mit Musik laufen?

Laufen mit Musik macht richtig viel Spaß! Es gibt spezielle Runningsongs, diese beflügeln und motivieren dich. Jedoch animieren sie dich auch zum zu schnellen Laufen, was du vermeiden solltest, wenn du noch nicht gut trainiert bist.

Die Devise lautet: „Laufen ohne Schnaufen“. Gib dir und deinem Körper die nötige Zeit sich an die neue Bewegung und Belastung zu gewöhnen.

Denn du solltest immer bedenken, dass deine Sehnen, Bänder und Muskeln Zeit brauchen, um sich anzupassen, läufst du zu schnell, kannst du dich auch sehr schnell überlasten.

10: Wie bekomme ich mehr Abwechslung in meine Läufe?

Eine tolle Möglichkeit mehr Abwechslung in dein Lauftraining zu bekommen sind Treppenläufe. Du solltest locker eine halbe Stunde am Stück laufen können, bevor du das Treppenlauftraining in deine Läufe integrierst.

Halte bei deiner nächsten Laufrunde mal Ausschau nach einer Treppe mit rund 20 bis 30 Stufen. Du findest sie garantiert. Wichtig ist, dass du dich vorher 15 Minuten warmgelaufen hast. Nun läufst du Stufe für Stufe nach oben. Nachdem du oben an der Treppe angekommen bist, gehst du wieder im normalen Tempo nach unten und läufst wieder im Laufschritt jede einzelne Stufe nach oben. Einmal Treppe hoch und wieder runter ist ein Durchgang. Setze deine Arme aktiv ein! Achte auf einen kurzen Bodenkontakt und dass du nicht mit dem gesamten Fuß, sondern mit nur mit dem Vorfuß aufkommst.

Versuche auf 3 Wiederholungen/Durchgänge zu kommen. Wenn das gut klappt, kannst du ja beim nächsten Mal die Anzahl der Wiederholungen steigern.

11: Welche Vorteile hat das Treppentraining?

Das Treppentraining trägt nicht nur zu mehr Spaß und Abwechslung beim Laufen bei, sondern es verbessert deine Kraft, Ausdauer und es stärkt dein gesamtes Herzkreislaufsystem.

Du wirst schnell merken, wie dein Puls ansteigt und du außer Puste kommst. Schon allein durch das Vorfußlaufen und den verstärkten Armeinsatz beim Treppenlauf verbesserst du deinen Laufstil. Du schulst deine Koordination und steigerst deine Kondition. Zusätzlich setzt du deinem Körper durch den Treppenlauf neue Trainingsreize.

Ausrüstung

12: Gibt es eine Alternative zur Stirnlampe?

Ja, es gibt eine super Alternative zu Stirnlampen. Bei Stirnlampen stört mich persönlich, dass sie mir nach einer gewissen Zeit am Kopf drücken. Außerdem „ruinieren" sie mir bei jedem Tragen die Frisur, denn sie drücken die Haare platt.

Dann habe ich eine Brustlampe entdeckt, diese ist einfach und bequem mit elastischen Gurten bzw. Bändern am Oberkörper mit Klickverschluss zu befestigen. Die Lampe ist superhell (500 Lumen), sie leuchtet auch den dunkelsten Waldweg aus. Die Lampe ist direkt in Brusthöhe, der Einstellwinkel lässt sich verstellen und auch die Helligkeit lässt sich per Knopfdruck entweder auf 500 Lumen oder 125 Lumen einstellen.

Super finde ich, dass auf dem Rücken ein extra rotes Blinklicht befestigt ist, so dass ich auch von Radfahrern oder Autofahrern gesehen werde.

Noch ein Pluspunkt gibt es bei der Lampe, ich brauche nie wieder Batterien, denn ich kann die Lampe einfach per USB aufladen.

Ich habe dir die Lampe auf der Extraseite verlinkt!

Mein Tipp! Mehr auf der Extraseite zum Buch!

13: Sollte ich mit Barfußschuhen laufen?

Wenn du noch nicht sehr lange läufst, solltest du vorerst nicht mit Barfußschuhen laufen. Barfußschuhe haben nur eine dünne Sohle mit geringen oder keinen Dämpfungen, es fehlen Stabilisierungen, insbesondere für Fußfehlstellungen. Das kann schnell zu Schmerzen und Verletzungen führen. Vom enormen Muskelkater ganz zu schweigen. Wenn du noch nicht lange Läuferin bist, ist u. U. dein gesamter Bewegungs- und Stützapparat noch nicht ausreichend an die Belastungen des Laufens gewöhnt und kann entstehende Aufprallkräfte schwer abfedern. Auch bei Übergewicht sind Barfußschuhe nicht geeignet.

14: Wo finde ich gebrauchtes Laufzubehör?

Laufshirt, Laufjacke, Sport-BH und sämtliches Zubehör wie Pulsuhr etc. zum Laufen findest du super günstig beim Marktplatz für Läufer auf Facebook. Hier verkaufen Läufer für Läufer ihre Laufsachen. Ein Besuch lohnt sich und du sparst bares Geld.

Mein Tipp! Den Link zur FB-Gruppe gibt es auf der Extraseite zum Buch!

15: Kann ich Laufschuhe in der Waschmaschine waschen?

Ich rate dir ab, deine Laufschuhe in der Waschmaschine zu waschen. Der Kleber zwischen Zwischensohle und Außensohle kann sich lösen. Auch Waschmittel schadet der Zwischensohle, sie wird hart und spröde. Auch Nähte und Meshmaterial leiden unter dem Waschen in der Maschine. Bitte stelle deine Laufschuhe auch nicht zur Trocknung auf die Heizung oder an den Ofen. Trockne deine Schuhe bei Zimmertemperatur und bürste sie trocken vom Schmutz ab.

16: Wie kann ich die Passform eines Laufschuhes verbessern?

Du kannst den Sitz und Passform deines Laufschuhs durch bestimmte Schnürtechniken verbessern. Eine Schnürtechnik ist beispielsweise die Schlaufenschnürung oder Marathonschnürung genannt. Damit erreichst du einen festeren Halt. Auf der Extraseite gibt es das passende Video, wie die Marathonschnürung funktioniert. Ich schnüre meine Laufschuhe auch so, so habe ich den perfekten Halt.

Mein Tipp! Mehr auf der Extraseite zum Buch!

17: Was kann ich gegen Schweißgeruch in Laufkleidung tun?

Bei Schweißgeruch in Laufkleidung hilft Soda, welches du im Drogeriemarkt zu kaufen bekommst. Einfach 1-2 EL Soda in den Waschgang mit dazugeben und alle unangenehmen Schweißgerüche sind langfristig verschwunden. Schweißränder übrigens auch. Bei hartnäckigen Verfärbungen hilft vorheriges Einweichen der Wäsche in Soda.

18: Was hilft bei kaltem Po während des Laufens?

Du hast verschiedene Möglichkeiten, um einen kalten Po während des Laufens zu vermeiden:

1) langes Unterhemd anziehen, am besten warme Skiunterwäsche oder spezielle Laufunterwäsche für den Winter.
2) extra langes Langarmshirt, dass über den Po reicht.
3) Thermolaufhose oder
4) einen Laufrock, diesen bevorzuge ich.

Ein Laufrock ist besonders praktisch, denn den kannst du selbst im Sommer anziehen. Ich persönlich friere immer sehr stark, deshalb ziehe ich zwei Lauftights übereinander und ziehe extra noch den Laufrock über die beiden Hosen.

Mein Tipp! Mehr auf der Extraseite zum Buch!

19: Wo bringe ich meinen Schlüssel während des Laufs unter?

Ich selbst benutze seit Jahren eine Bauchtasche oder auch Laufgürtel genannt. Ich trage diese Tasche auf der Hüfte. Alle gängigen Handys, ein Tempo und ein Schlüssel passen locker hinein. Die Tasche ist super schmal gearbeitet, da klappert und wackelt nichts während des Laufens. Wer diese Laufgürtel nicht mag, für die gibt es diese Sportarmbänder, allerdings bieten diese weder Platz für einen Schlüssel noch Tempos, sondern nur für das Handy.

Mein Tipp! Mehr auf der Extraseite zum Buch!

20: Was bedeutet Sprengung bei Laufschuhen?

Unter Sprengung bei Laufschuhen versteht man den Höhenunterschied zwischen Vorfuß und Ferse. Insbesondere für Frauen gibt es Laufschuhe mit hoher Sprengung zu kaufen. Üblich sind Sprengungen zwischen 8 bis 11 mm. Das Pro und Contra bei der Sprengung bei Laufschuhen ist: Verzichtest du bei deinen Laufschuhen auf jegliche Dämpfung und Sprengung, die dich eigentlich vor den Folgen von verkürzter Wadenmuskulatur und den daraus resultierenden Überlastungen und Entzündungen schützen sollen, kann das zu Verletzungen führen. Du solltest einen Mittelweg finden. Keinerlei Sprengung ist ungünstig, zu hohe Sprengung, bei der dein Fuß wie auf einer Rampe steht, ist jedoch auch nicht zu empfehlen. Ein Laufschuh mit hoher Sprengung mit zu starker Fersendämpfung (Fersenlauf) hat zudem unwillkürlich Einfluss auf deinen Laufstil. Der natürliche Bewegungsablauf des Fußes wird dadurch verhindert. Lass dich in einem Laufladen beraten und sprich das Thema gezielt an, dann findest du garantiert die richtige Lösung für deinen Laufschuh, der deinen persönlichen Anforderungen gerecht wird.

Ernährung

21: Wie beuge ich Magnesiummangel bei Laufen vor?

Viele Nahrungsmittel wie Bananen, Avocados, Mandeln, Feigen, dunkle Schokolade und Kürbiskerne enthalten viel wichtiges Magnesium. Außer Feigen und Kürbiskerne esse ich persönlich alles davon sehr gern und habe das immer daheim. Du kannst Magnesium, in Form von Magnesiumöl, aber auch einfach auf die Haut sprühen. Wichtig zu wissen ist: Studien belegen, das Magnesiumöl über die Haut viel besser aufgenommen werden kann, als wenn man es einnimmt. Magnesiumöl gibt es, wie gesagt, ganz praktisch zum Aufsprühen auf die Haut zu kaufen.

Manche Personen spüren nach dem Aufsprühen einige Minuten ein leichtes Kribbeln, aber keine Sorge, das vergeht nach kurzer Zeit wieder.

Nach dem Einreiben auf der Haut hinterlässt das Magnesiumöl einen pflegenden, leicht öligen Film auf der Haut.

Auch Vollbäder oder Fußbäder mit Magnesium sind sinnvoll und werden vom Körper viel besser resorbiert.

Außerdem vermeidet man durch die Aufnahme über die Haut, Durchfälle, die bei der oralen Einnahme von Magnesium möglich sind. Magnesiumöl hilft u. a. gegen Wadenkrämpfe, Muskelkater und Verspannungen.

Hinweis: Du solltest laut der Deutschen Gesellschaft für Ernährung (DGE) als Erwachsene 300 bis 400 mg Magnesium pro Tag zu dir nehmen.

Auf der Extraseite habe ich dir ein Magnesiumöl verlinkt, das ich benutze.

Mein Tipp! Mehr auf der Extraseite zum Buch!

22: Auf welche Lebensmittel sollte ich vorm Lauf verzichten?

Müsli mit Milch gilt als gesund, aber oftmals ist in „Fertigmüsli" viel Industriezucker, welches deinen Blutzucker schnell in die Höhe treibt und genauso schnell wieder absinken lässt. Die Folge: Leistungsabfall!

Milch kann durch die Bewegung des Laufens gärend und damit abführend wirken. Hände weg, vor dem Laufen! Besser du isst eine Banane oder eine Handvoll Nüsse, wie Mandeln, Walnüsse und Haselnüsse.

Diese Nussmischungen gibt es ja in Drogeriemärkten und Supermärkten und ich esse gerne vor dem Lauf eine Handvoll, da sie auch nicht belasten und sofort Energie geben!

Wenn du zusätzlich noch etwas für dein Immunsystem machen möchtest, dann iss täglich 2 Paranüsse.

Mit dieser kleinen Menge leistest du einen wichtigen Beitrag für deine tägliche Selenaufnahme, welche nicht nur wichtig für dein Immunsystem ist, sondern deinem Körper hilft, freie Radikale abzuwehren.

23: Wieviel sollte ich vor und nach dem Laufen trinken?

Eine einfache Rechnung besagt: pro 35 kg Körpergewicht solltest du mindestens 1 Liter trinken. Wiegst du 70 kg, solltest du mindestens 2 Liter pro Tag trinken! Mindestens!

Eine halbe Stunde vor dem Laufen solltest du ein Glas Wasser, rund 300 ml trinken (Extratipp: Mache eine Prise Salz ins Wasser vor dem Lauf!).

Nach dem Lauf solltest du zwischen 500 - 700 ml trinken, je nach Beanspruchung und Außentemperatur.

Running-Apps tracken, wieviel Flüssigkeit du durch den Sport verbraucht hast und wieder zu dir nehmen solltest. Trinke stilles Wasser, ohne Kohlensäure!

24: Welche Lebensmittel helfen beim Abnehmen?

Ich habe es selbst ausprobiert, falls ich wirklich mal etwas zugenommen habe, trinke ich 1 Liter stilles Wasser mit 1-2 frisch gepressten Zitronen. Das wirkt wahre Wunder und im Nu nehme ich ab. Zitronen enthalten extrem viel Vitamin C (53mg auf 100g).

Mit Vitamin C produziert der Körper das für die Fettverbrennung wichtige Noradrenalin. Mit Hilfe von Noradrenalin wird Fett aus den Fettzellen gelöst.

Tipp: Zitrone nie in heißen Tee geben, dadurch wird das Vitamin C zerstört, da es sehr hitzeempfindlich ist. Ingwer ist auch super geeignet beim Abnehmen.

Ich mag diese gewisse Schärfe. Du kannst dir einen Ingwergewürztee zu bereiten oder ein Stück Ingwer einfach mit in dein Zitronenwasser geben.

Ingwer regt durch die Scharfstoffe den Stoffwechsel und die Fettverdauung an, dadurch können Speisen leichter und schneller verdaut werden.

Und noch einen selbsterprobten Tipp habe ich fürs Abnehmen. Dieser ist allerdings sehr gewöhnungsbedürftig, da das nicht so gut schmeckt: Apfelessig! Apfelessig hilft ebenfalls beim Abnehmen. 15 Minuten vor jeder Mahlzeit 1 Glas Wasser mit 1 Esslöffel Apfelessig, aber am besten naturtrüb aus dem Bioladen und du wirst es auf der Waage merken.

Avocados sind zwar sehr kalorienreich, aber sie enthalten das Enzym Lipase.

Lipase steuert die Fettverbrennung während der Verdauung und im Fettgewebe und soll das Speichern von Fett verhindern und damit den Fettabbau im Körper beschleunigen.

25: Gibt es ideale Lebensmittel für Läufer?

Äpfel sind reich an Ballaststoffen in Form von Pektin, sie quellen in Darm auf und fördern die Verdauung. Brokkoli enthält wertvolles Kalium und ist reich an Vitaminen, allen voran die Folsäure, B2 und Pantothensäure. Vollkornbrot enthält komplexe Kohlenhydrate und sie machen lange satt.

Pellkartoffeln haben einen hohen Vitamin- und Mineralgehalt und versorgen dich mit wichtigen Kohlenhydraten, Kalium und Vitamin C. Keimlinge sind wahre Vitaminbomben perfekt an Salaten oder auf einem Sandwich. Hülsenfrüchte wie Erbsen, Bohnen und Linsen sind gute pflanzliche Eiweiß- und Eisenlieferanten und sollten auf dem Ernährungsplan einer Läuferin nicht fehlen.

26: Welche Lebensmittel sind tabu, wenn ich abnehmen will?

Wenn du abnehmen willst, solltest du auf Fertigprodukte verzichten und dich hauptsächlich von naturbelassenen Lebensmitteln ernähren.

Denn in Fertigprodukten ist viel Zucker bzw. Fruchtzucker enthalten.

Fruchtzucker ist nicht gleich Fruchtzucker. Natürlicher Fruchtzucker in Obst und Gemüse ist gesund. Allerdings der in vielen Fertigprodukten enthaltene Fruchtzucker (Fruktose), wie in Ketchup, Dressing, Pizza, Kuchen, Softdrinks macht dick und krank. Achte darauf nur Lebensmittel zu dir zu nehmen, die so wenig wie möglich industriell bearbeitet wurden.

Bei allem was auf deinem Teller landet, solltest du noch erkennen, was es mal war. Kartoffeln, frisches Gemüse und Steak - Ja! Würstchen mit Ketchup, Fertigkartoffelsalat und saure Gurke - Nein! In den Würstchen, sauren Gurken und Kartoffelsalat sind jede Menge industrielle Fructose und Konservierungsstoffe enthalten, sie wurden industriell bearbeitet. Achte beim nächsten Einkauf mal auf die Zutatenliste, du wirst überrascht sein!

27: Wieviel Obst und Gemüse sollte ich täglich essen?

Esse jeden Tag drei Hände voll Gemüse und zwei Hände voll Obst!

Die Größe unserer Hände ist bekanntlich ganz unterschiedlich.

Die Größe der Hand eines Kindes, einer Frau und eines Mannes entscheidet quasi als persönliches Messinstrument wieviel Gemüse und Obst für sie ideal wären. Teste das mal, 3 Hände voll Gemüse z. B. eine Handvoll Tomaten, eine Handvoll Brokkoli und eine Handvoll Karotte. Als Obst eine Banane und ein Apfel.

Noch ein Tipp; esse bunt, rot-grün-gelb-orange. Nutze die große Vielfalt der Natur, so bist du super mit unterschiedlichen Vitaminen, Mineralien und Spurenelementen versorgt.

28: Welche Obstsorten enthalten wenig Fruchtzucker?

Obstsorten mit wenig Fructose sind: Aprikose, Pfirsich, Mango, Honigmelone, Heidelbeeren, Erdbeeren und Papaya.

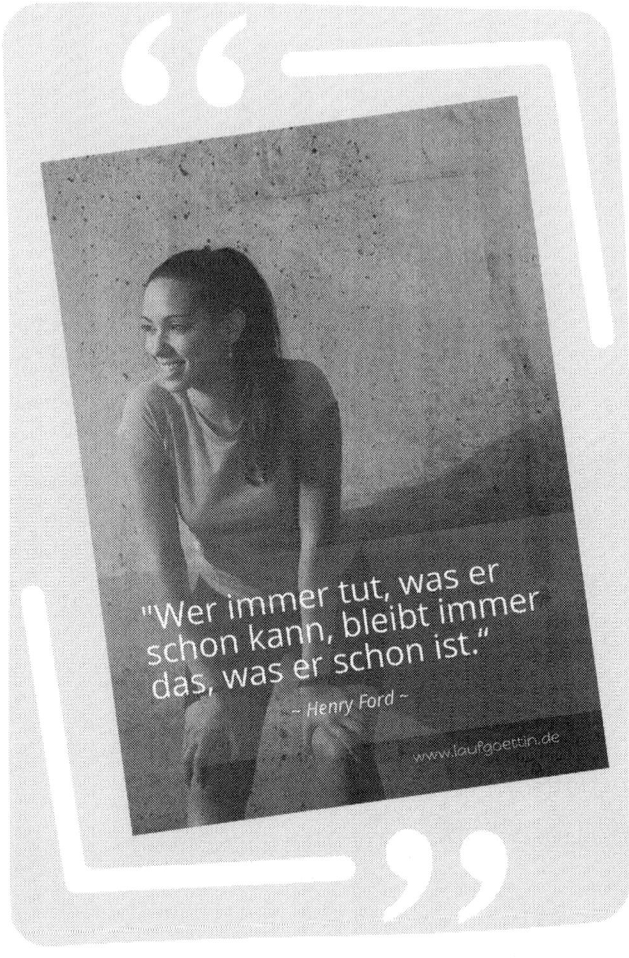
"Wer immer tut, was er schon kann, bleibt immer das, was er schon ist."
~ Henry Ford ~
www.laufgoettin.de

Läuferwissen

29: Schadet Laufen bei Minusgraden der Gesundheit?

Bist du gesund und hast keine Probleme mit den Bronchien oder Asthma kannst du problemlos bis minus 10 Grad laufen gehen. Ein Multifunktionstuch, welches dünn und so beschaffen ist, dass du es dir über Mund und Nase ziehen kannst, wärmt und feuchtet die kalte Einatemluft an.

Verzichte auf intensive Läufe bei diesen kalten Temperaturen.

30: Wieviel Kalorien verbrauche ich beim Laufen?

Bei moderatem Tempo verbrauchst du im Durchschnitt pro Kilometer so viel Kalorien, wieviel Kilo du wiegst. Beispiel: Du wiegst 80 kg. Dann verbrauchst du pro Kilometer ca. 80 Kcal.

Läufst du 5 Kilometer, verbrauchst du ca. 400 Kcal. In nur einer halben Stunde hast du einen Kalorienverbrauch fast entsprechend einer Tafel Schokolade.

Ergo bei keiner anderen Sportart wie der des Laufens, verbrauchst du gemessen an der Zeit so viel Kalorien; das ist doch mal eine sehr gute Nachricht.

31: Was sollte ich beim Laufen bei Hitze beachten?

Laufen bei Hitze stellt eine hohe Belastung für dein Herz-Kreislaufsystem dar. Deine Körpertemperatur muss aufrechterhalten werden, besonders deine Beine, Arme und obere Hautschichten werden mehr durchblutet, das reguliert den Wärmehaushalt.

Dadurch fehlt es den Muskeln allerdings an Sauerstoff, du bist schneller erschöpft. Verringere dein Laufpensum. Trainiere in den Morgenstunden und Abendstunden, nicht in der Mittagszeit (hohe Ozonwerte!).

Laufe im Schatten (z. B. Wald). Denk an ein Basecap und Sonnencreme. Trinke auch während des Laufs!

32: Was tun bei trockenem Mund während des Laufens?

Viele lutschen ein Bonbon, das ist allerdings schnell aufgebraucht. Ich empfehle dir einen Kaugummi zu kauen. Kaugummi regt den Speicherfluss an, dass hilft gegen das Trockenheitsgefühl im Mund.

33: Wie lange dauert die Anpassung von Bändern und Sehnen?

Bänder und Sehnen brauchen Monate je nachdem, wie alt wir sind und wie unser Trainingszustand ist, sogar Jahre um sich an das Laufen anzupassen. Anders ist das bei unserem Stoffwechsel, Herz-Kreislauf-System und unserer Muskulatur.

Unser Körper reagiert schnell und passt sich innerhalb von Tagen oder Wochen der neuen Belastungen durch das Laufen an. Aber genau das ist der Knackpunkt, denn viele Läufer laufen nach nur wenigen Laufeinheiten zu schnell und zu lange Distanzen.

Die Folgen sind Schmerzen in den Gelenken, die auf die noch nicht angepassten Sehnen und Bänder zurückzuführen sind.

Überschätze nicht deine Kondition und laufe langsam, dem Trainingszustand angemessen. Steigere dein Laufpensum, deine wöchentliche Anzahl deiner Läufe, sowie dein Lauftempo entsprechend deines Trainingszustandes.

34: Warum wird es mir während des Laufens übel?

Die Ursachen für Übelkeit beim Laufen können sehr unterschiedlich sein. Im Ausschlussverfahren findest du sicherlich den Grund dafür: Hier einige Ursachen: 1) geringer Insulinspiegel/Unterzucker durch einfache Kohlenhydrate, z. B. du hast nur Weißbrot mit Marmelade vor dem Lauf gegessen; 2) du hast vor dem Laufen zu wenig getrunken und schwitzt beim Laufen, die Folge kann eine Dehydrierung sein, 3) dein Puls ist zu hoch, da du ggf. zu schnell gelaufen bist) oder 4) durch einen „hüpfenden Laufstil“; dein Magen bekommt zu starke Schläge ab!

35: Welche Vorteile bieten Kompressionsstümpfe für Läufer?

Vielleicht hast du auch schon davon gehört, es gibt Kompressionsstrümpfe speziell für Läufer.

Hierbei wird auf die Blutgefäße und Beinvenen ein gleichmäßiger Druck von außen ausgeübt.

Durch dieses Zusammenpressen, erhöht sich die Fließgeschwindigkeit des Blutes und die Lymphflüssigkeit kann besser abfließen. Dadurch, dass das Blut besser fließen kann, kommt mehr Sauerstoff in den Muskeln an. Die Leistungsfähigkeit wird verbessert und die Regeneration gefördert, Muskelkater wird minimiert.

36: Sollte ich vor dem Laufen dehnen?

Wenn du vor dem Laufen dehnst, entspannst du den Muskel und senkst den Muskeltonus herunter. Die Spannung in den Muskeln und Sehnen fehlt, wenn du danach läufst, kannst du dich schneller verletzen.

Kalte Muskulatur sollte niemals gedehnt werden, denn dadurch kannst du dein Verletzungsrisiko und deine Leistungsfähigkeit während eines Laufs herabsetzen.

Besser ist es, dass du dich durch langsames Laufen, gerade zu Beginn einer Laufrunde, aufwärmst und dir nach einem Lauf genügend Zeit für deine Strechingeinheiten nimmst.

37: Kann ich durch Dehnen Schmerzen entgegenwirken?

Ja! Durch das Laufen werden immer wieder spezielle Muskelgruppen, insbesondere die der Beine, stark beansprucht; die Muskeln kontrahieren. Das kann dazu führen, dass sich Muskelfasern verkürzen und verknoten.

Durch das Dehnen werden die Muskelfasern wie mit einem Kamm "gekämmt" und in die Ursprungslänge versetzt.

Die Realität zeigt: Leider dehnen die meisten Läufer nicht, entweder weil sie sich der Vorteile nicht bewusst sind oder weil sie es nach ihrem Lauf einfach vergessen. Ich möchte dir die enorme Wichtigkeit des Dehnens klar machen und dir deine Dehnungseinheit nach dem Lauf wirklich ans Herzen legen.

Deine Haut pflegst du ja auch, um sie gesund zu erhalten. Das Gleiche gilt es auch mit deinen Muskeln zu tun, das Dehnen pflegt deine Muskeln. Nehmen wir mal an du warst eine Stunde laufen, dann hast du eine Stunde insbesondere deine Beinmuskulatur beansprucht, dann brauchen deine Muskeln jetzt zum Ausgleich für ihre Leistung deine Pflege zur Gesunderhaltung.

Mach dir klar, ohne Dehnen riskierst du, dass die Muskeln dauerhaft verkürzt bleiben, was wiederum Auswirkungen auf die Beweglichkeit deiner Gelenke und ggf. zu Schmerzen führen kann.

Beispiel: Wenn der Hüftbeugemuskel, der beim Laufen stark beansprucht wird, verkürzt, zieht er dein Becken nach unten und zieht auch an der unteren Rückenmuskulatur, das kann zu Rückenschmerzen führen.

Du siehst, wie wichtig das Dehnen ist und dass du damit Schmerzen und Verletzungen entgegenwirken kannst.

38: Welche Vorteile gibt es für das Dehnen?

Je beweglicher deine Gelenke sind, desto weniger Energie benötigen sie um ihren vollen Bewegungsspielraum auszunutzen.

Das heißt, je beweglicher du bist, desto bessere Laufergebnisse kannst du erzielen.

Durch das Dehnen werden die Gelenke und Muskeln besser mit Sauerstoff und Nährstoffen versorgt, das garantiert, dass du beweglich bleibst. Außerdem verkürzt sich durch das Dehnen deine Regenerationszeit nach dem Training, da durch das Dehnen Abfallprodukte des Stoffwechsels besser abtransportiert werden können.

39: Was ist Intervalltraining?

Viele meinen das Intervalltraining ist „nur“ ein Wechsel von Laufen und Gehen in einem bestimmten Rhythmus.

Das ist nicht ganz richtig. Intervalltraining, Bahntraining ist die sogenannte Königsklasse des Laufens.

Beim Intervalltraining ist es enorm wichtig, dass deine Muskulatur warm ist und du dich mindestens 15 Minuten warmgelaufen hast.

Dann wechselst du zwischen Abschnitten mit intensivem Tempo und Trabpausen, in denen du ganz locker läufst (bzw. „trabst“), danach folgt wieder der nächste schnelle Abschnitt.

Intervalltraining gehört zu den schärfsten und effektivsten Tempotrainingsarten. Hier geht es um Tempo und Pausen, die genau vorgeschrieben und eingehalten werden müssen, die Wiederholungen machen es enorm anstrengend.

Denn das Tempo muss über alle Wiederholungen beibehalten werden.

Ein Beispiel wäre zum Beispiel: 6- bis 10-mal 400 Meter im 5-Kilometer-Renntempo mit je 400 Meter Trabpause. Beim schnellen Laufen werden größere Kräfte erzeugt als beim langsamen Laufen. Du solltest deinem Körper Zeit geben, um dein Herz-Kreislaufsystem und deinen gesamten Bewegungsapparat an die neue Herausforderung Laufen zu gewöhnen.

Wenn deine Grundlagenausdauer (was das genau ist, siehe Läufer-Begriffe) gefestigt ist und du schon mehrere Monate (am besten 3 x pro Woche) regelmäßig und problemlos 8-10 km läufst, kannst du das Intervalltraining in deinem Training einbauen.

40: Wie fördere ich durch Faszientraining mein Lauftraining?

Faszien (hauptsächlich bestehend aus Bindegewebe) umfassen und durchdringen alle Schichten deines Körpers, von der Unterhaut bis in deine Organe. Sie bilden eine Art Mantel und ein Netzwerk, wie eine Autobahn durch deinen gesamten Körper.

Faszien umhüllen alle Muskelgruppen und durchziehen alle Weichteilkomponenten deines Bindegewebes, sowie Sehnen, Bänder und Hüllen deiner Organe und Gelenkkapseln. Faszien sind zudem ein Versorgungsnetzwerk, sie kommunizieren mit deinem Nervensystem, nehmen Reize auf und leiten diese weiter.

Verkleben die Faszien können sie ihre Funktion nicht mehr erfüllen, es kann zu Schmerzen und Entzündungen kommen.

Mit Faszientraining, z. B. mit der Blackroll, hilfst du deinem Körper dabei, Verklebungen deiner Faszien zu lösen und förderst die Durchblutung und Regeneration.

Die Blackroll (du hast sicherlich schon davon gehört) ist eine Schaumstoffrolle, die es in verschiedenen Härtegraden zu kaufen gibt.

Sie ist ein ideales Trainingsgerät zur Auflösung verfilzter Faszien, zur Selbstmassage, sie dient auch deiner Gleichgewichtsschulung und hilft deinem Körper dabei Stoffwechselabbauprodukte besser abzutransportieren.

Mein Tipp! Mehr auf der Extraseite zum Buch!

41: Kann ich 2 Tage hintereinander laufen?

Wenn du noch nicht lange läufst und deine Grundlagenausdauer noch nicht gefestigt ist, solltest du auf 2 Tage Regenerationszeit nach einem Trainingslauf achten und nicht 2 Tage hintereinander laufen gehen.

An lauffreien Tagen "repariert" dein Körper Muskeln, Sehnen, Gelenke und füllt durch eine Art Überreaktion die Energiedepots auf ein höheres Niveau als vor dem Training wieder auf. Folglich erhöht sich dein Leistungslevel, diesen Prozess nennt man auch Superkompensation.

Es macht also absolut Sinn, dass du auch lauffreie Tage in deiner Trainingswoche integrierst und deinem Körper Zeit zur Erholung gibst. Er trainiert ja trotzdem weiter und bringt dich dadurch auf ein höheres Leistungsniveau.

42: Was passiert, wenn ich zu oft laufe?

Wenn du ohne Laufpause und Regenerationszeit, in welcher dein Körper nach einem anstrengenden Training die geleerten Energiedepots auffüllt und diverse Kompensationsprozesse angestoßen hat, einfach weiterläufst, kannst du dich überlasten bzw. übertrainieren. Denn in dieser Zeit werden Muskeln, Sehnen und Bänder repariert.

43: Ändert sich die Regeneration, je trainierter ich werde?

Je regelmäßiger und länger du trainierst, desto kürzer ist deine Regenerationszeit. Allerdings solltest du schon eine gewisse Zeit Ausdauersport machen und dann auch nur ab und an an zwei aufeinanderfolgenden Tagen trainieren.

Die Regenerationszeit ist außerdem abhängig von der Art des Sportes, beispielsweise bei Ausdauersport und Kraftsport und verändert sich, je älter du wirst.

44: Was bedeutet Durchschnittspace beim Laufen?

Die Durchschnittspace bezeichnet die Geschwindigkeit beim Laufen in Minuten pro Kilometer. Um das Tempo eines Laufs zu ermitteln, teilt man die benötigte Zeit in Minuten durch die zurückgelegte Strecke in Kilometern.

Beispiel: Du läufst 10 Kilometer in 59 Minuten. Das bedeutet, du läufst mit einer Durchschnittspace von 5:54. Mit anderen Worten du brauchst pro Kilometer 5:54 Minuten. Die Berechnung in unserem Beispiel ist wie folgt: benötigte Zeit = 59 Minuten dividiert durch die zugelegte Strecke= 10 km = 5,9 min/km = 5:54 min/km, denn 0,9 min = 0,9 x 60 Sek = 54 Sek).

Das heißt, du benötigst pro Kilometer rund 6 Minuten.

45: Ist es besser durch die Nase oder durch den Mund atmen?

Meiner Erfahrung nach, bekommst du durch den Mund mehr Sauerstoff, als wenn du durch die Nase atmest.

Wichtig ist, dass du versuchst gleichmäßig zu atmen und auch dein Lauftempo wirklich konstant beibehältst.

Verlasse dich auf deinen Körper, er macht das alles automatisch. Wenn du bewusst tief ausatmest, atmest du automatisch auch wieder tief ein. Achte auf das Läuferdreieck (was das genau ist, siehe Frage 51) und deinen aufrechten Oberkörper, dann bekommst du auch besser Luft.

Aber ich hätte da noch einen Tipp für dich: Wenn es kälter wird, kannst du dir ein Multifunktionstuch holen. Ich liebe diese Teile und ziehe mir die über Mund und Nase und bekomme trotzdem genügend Luft. Das sieht vielleicht nicht sehr chic aus, aber es ist gerade am Beginn eines Laufes schön angenehm wärmend. Nach einigen Minuten ist es mir warm und ich empfinde die Luft auch nicht mehr so kalt, dann ziehe ich das Tuch wieder von Mund und Nase.

46: Soll ich bei der Atmung meine Schritte zählen?

Viele Läufer empfehlen während des Ein- und Ausatmens die Schritte zu zählen.

Das macht meiner Meinung nach wenig Sinn. Stelle dir das während des Laufens mal bildlich vor: Du hast komplett mit dir zu tun, du sollst auf deine Haltung beim Laufen achten und dann sollst du noch Schritte zählen. Das funktioniert vielleicht 500 Meter, dann hast du das Zählen längst wieder vergessen.

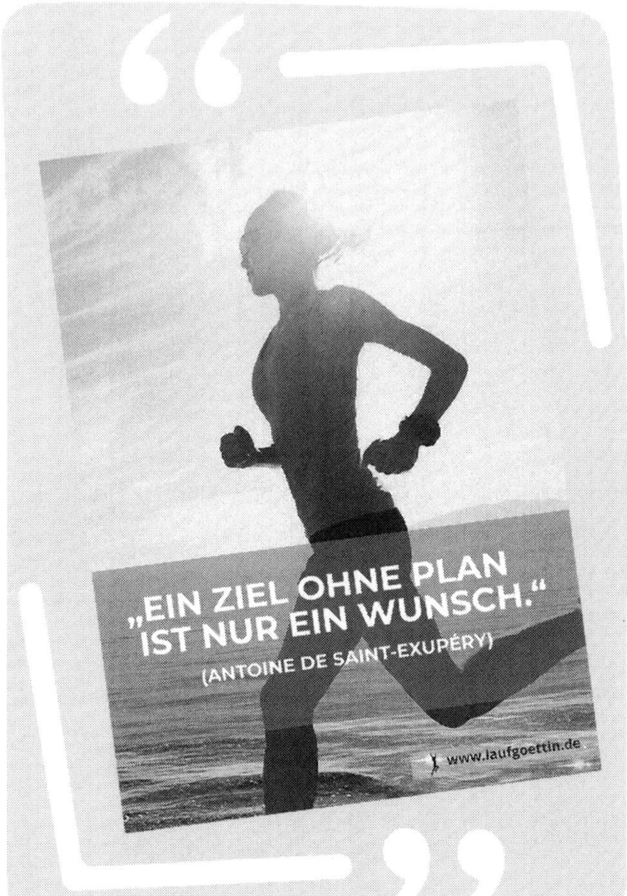
„EIN ZIEL OHNE PLAN
IST NUR EIN WUNSCH."
(ANTOINE DE SAINT-EXUPÉRY)
www.laufgoettin.de

Lauftechnik & Laufstil

47: Welche Tipps gibt es, schneller zu laufen?

Dein Körper gewöhnt sich schnell an gleichbleibendes Lauftraining, setze dir immer neue Trainingsreize und Trainingsziele. Bring Abwechslung in deine Läufe durch Variationen von Laufstrecke, Laufterrain und/oder Lauftempo.

Aber auch verschiedene Laufarten, wie beispielsweise das Fahrtenspiel (Fartlek), bei dem du dein Tempo während eines Laufs variierst, machen dich schneller und machen Spaß. Bei Bergläufen trainierst du deine Kraft und Ausdauer.

Integriere Geländeläufe in dein Training, mit unterschiedlichen Laufuntergründen setzt du immer neue Trainingsreize. Durch gezieltes Lauf-ABC (was das genau ist, siehe Läufer-Begriffe) verbesserst du deinen Laufstil, du läufst ökonomischer und schneller. Kontinuierliche Stärkung deiner Rumpfmuskulatur bringen zusätzlich mehr PS auf die Straße!

Koordinations- und Kräftigungsübungen sind besonders für Läufer sehr wichtig.

In meinem Online-Laufkurs lernst du verschiedene Laufarten, wie Pyramidenlauf, Fartlek sowie viele Lauf-ABC-Übungen von Anfersen bis Wechselsprünge kennen. Ergänzend zum Lauf-Programm gibt es wöchentlich wechselnde Kräftigungsübungen.

Mein Tipp! Mehr auf der Extraseite zum Buch!

48: Was bedeutet Schrittlänge und Schrittfrequenz?

Deine Schrittlänge, ist die Strecke, die du pro Schritt zurücklegst. Die Schrittfrequenz ist die Anzahl deiner Schritte z. B gemessen pro Minute.

Sie sind individuell und werden u. a. von deiner Größe, Beinlänge und Frequenzgeschwindigkeit (Lauftempo) beeinflusst.

Hohe Schrittfrequenz bedeutet kleine Schritte. Mit kleinen Schritten verbesserst du deinen Laufstil, läufst energiesparender und verringerst das Verletzungsrisiko.

Machst du große Schritte, kommt dein Fuß zu weit vor dem Körperschwerpunkt (was das genau ist, siehe Frage 77) auf, dein Schwung wird gebremst, du rammst bei jedem Schritt die Ferse in den Boden.

Diese Stöße werden in den gesamten Körper weitergeleitet (Knie, Hüfte etc.), das verbraucht unnötige Energie und deine Gelenke werden mehr belastet.

Machst du kleine Schritte läufst du automatisch eher auf dem Mittelfuß und läufst damit kraftsparend und effektiver.

49: Wie berechne und verbessere ich meine Schrittfrequenz?

Du kannst deine Schrittfrequenz berechnen, indem du deine Schritte beim Laufen zählst. Stelle an deinem Handy den Timer auf 15 Sekunden.

Zähle wie oft dein rechter Fuß oder linker Fuß innerhalb von 15 Sekunden den Boden berührt und nimm diesen Wert mal 8. Beispiel: 20 Mal Bodenkontakt mit dem rechten Fuß mal 8 = 160 Schritte/Minute.

Du kannst deine Schrittfrequenz durch Lauf-ABC, wie Hopserlauf, Sprungläufe und Wechselsprünge verbessern.

Eine weitere Möglichkeit zur Schrittfrequenz-verbesserung sind Querfeld-einläufe in dein Training einzubauen.

Dabei werden deine Schritte automatisch kürzer, weil die Schritte koordinierter gesteuert werden müssen, indem du über Äste springen oder auf einem Baumstumpf entlangläufst.

Eine weitere Möglichkeit der Verbesserung sind Bergläufe und Seilspringen.

50: Welche Tipps zum Thema Laufstil gibt es?

Den richtigen Laufstil kann man lernen. Die clevere Läuferin sollte auf einige wichtige Aspekte beim Laufen achten: 1) aufrechter Oberkörper, 2) die Arme sind in einem fast 90 Grad Winkel angewinkelt und schwingen in Laufrichtung neben dem Oberkörper (nicht davor!). Um zu viel Bewegung in der Hüfte zu vermeiden, kleine Schritte machen. Nimm dir bei jedem Lauf nur einen bestimmten Aspekt vor, wie zum Beispiel heute achte ich auf aktiven Armeinsatz. Du wirst merken, dass du das zwar während des Laufens immer wieder vergisst, aber nehme den Gedanken trotzdem wieder auf. Wie du deine Laufgewohnheiten gezielt änderst, erkläre ich genauer im separaten Kapitel Lauf-Stil.

51: Wie verbessert das Läuferdreieck meinen Laufstil?

Um zu verdeutlichen, wie wichtig der Einsatz deiner Arme beim Laufen ist, kannst du folgenden Test machen.

Laufe einfach mal los und lasse dabei deine Arme nach unten hängen.

Du wirst merken, wie langsam du von der Stelle kommst.

Das Läuferdreieck umschreibt die optimale Armhaltung beim Laufen, die für einen effektiven Laufstil sorgt.

Deine Arme sind angewinkelt. Der Unterarm, der Oberarm und der Rumpf bilden durch das Zurückschwingen des Ellenbogens ein Dreieck, einen fast 90 Grad Winkel.

Deine Handflächen zeigen nach innen, die Schultern sind locker und werden nicht nach oben Richtung Ohren gezogen. Die Arme schwingen in Laufrichtung neben dem Oberkörper (nicht davor!) mit.

Dein Daumen liegt locker auf der leicht geöffneten Faust. Die Hände bewegen sich in Höhe des Hüftknochens.

Die Rückwärtsbewegung endet, wenn dein Daumen in Höhe des Hüftknochens ist.

Wenn du diesen wichtigen Aspekt des ökonomischen Laufstils beachtest, läufst du schneller und vermeidest Nacken- und Schulterverspannungen, indem du im Schultergelenk locker bleibst.

52: Was steigere ich zuerst: Streckenumfang oder Tempo?

Ö.L.S. = Erst öfter, dann länger, dann schneller, so die Devise.

Das bedeutet, bevor du über eine Steigerung vom Trainingsumfang oder des Tempos nachdenkst, solltest du regelmäßig, am besten 3 x wöchentlich mindestens 30 Minuten problemlos am Stück laufen können. Das heißt, läufst du derzeit 2 x pro Woche solltest du dein Training zuerst auf 3 Mal die Woche ausdehnen. Danach kannst du deine Trainingsstrecke um 5%, max. 10 % deiner Wochenleistung steigern. Beispiel: Läufst du derzeit pro Woche insgesamt 15 km, das heißt in Summe an allen deinen Trainingstagen. Dann würde in dem Beispiel deine Steigerung bei etwas mehr als einem halben Kilometer pro Woche liegen. (15 km* 5 % = 750 Meter).

Nach 4 Wochen solltest du eine Pause bei der Laufdistanzsteigerung einlegen und läufst in dieser Woche nur die Hälfte deiner Wochenlaufleistung, um deinem Körper die benötigte Ruhe zu geben.

Nachdem du regelmäßig (mind. 3 x wöchentlich) locker pro Training 8-10 Kilometer laufen kannst, kannst du tempointensive Läufe in dein Training einbauen. Beachte: 1) höheres Tempo bei gleichzeitig reduzierter Strecke!

Das bedeutet, nie Umfang und Intensität gleichzeitig steigern, da du dich sonst überlastest!

Zuerst die Anzahl der Einheiten steigern, erst dann die Länge der Einheit ausdehnen.

53: Welche effektive Kräftigungsübung gibt es?

„Plank“ (englisch „Brett“) ist eine super effektive Übung, die deinen gesamten Körper trainiert und deine Muskeln buchstäblich „bretthart“ macht.

Ich liebe diese Übung, du kannst sie fast überall machen. Sie ist kurz und dabei sehr effektiv.

Bei dieser Übung, auch Unterarmstütz genannt, arbeitest du nur mit deinem eigenen Körpergewicht.

Sicherlich hast du schon davon gehört. Ich persönlich bin ein großer Fan von Übungen ohne extra Trainingsgeräte und Training nur mit dem eigenen Körpergewicht.

Dabei trainierst du auch die kleineren Muskeln und stabilisierst dein gesamtes Muskelnetz. Bei der Plank bewegst du dich nicht, du stützt dein Gewicht statisch auf deinen Unterarmen ab. Dabei werden viele Muskelpartien, u.a. deine Bauch-, Schulter-, Brust-, Rücken- und Beinmuskeln gestärkt.

Es gibt viele Übungsvariationen der Plank, z. B. die Plank aus der Liegestützposition mit durchgedrückten Armen.

Wenn du die Plank noch nie gemacht hast, beginne mit 10 Sekunden und steigere dich auf 20, 30 Sekunden usw.

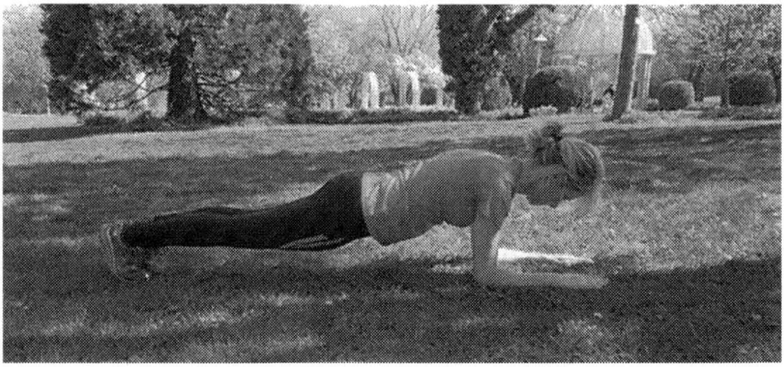

Hier zeige ich die Übung in einem schönen Park.

54: Welche Übung gibt es zur Stärkung von Gesäß & Hüfte?

Diese Übung gehört ebenfalls zu meinen Favoriten und ich mache sie jeden Morgen. Sie macht natürlich nicht nur einen Knackpo, sondern kräftigt insgesamt deine gesamte Gesäß- und Hüftmuskulatur.

Hier eine kleine Übungsanleitung:

Stelle dich im Vierfüßlerstand (siehe Abbildung) auf die Matte oder weiche Unterlage, da sonst dein Knie schmerzt.

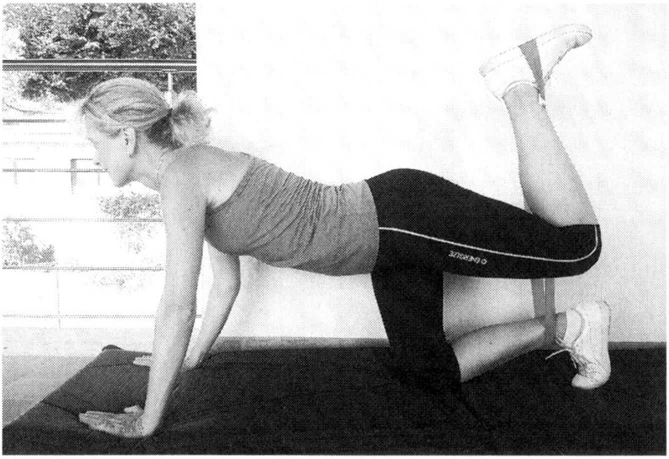

Foto: Aus meinem Buch „Warum Knieschmerzen keine Avocado mögen“

Nun hebst du das Trainingsbein so hoch, dass der Oberschenkel und der Boden parallel zueinander sind.

Achte darauf, dass die Hüfte auch parallel zum Boden bleibt und nicht absackt. Am Anfang versuche auf 10-20 Wiederholungen zu kommen. Wechsele dann die Seite. Wenn das gut klappt, kannst du die Anzahl der Wiederholungen steigern.

Das Foto zeigt mich bei der Übung mit Fitnessbändern. Damit ist die Übung zwar anstrengender, aber noch effektiver zur Stärkung der gesamten Gesäßmuskulatur.

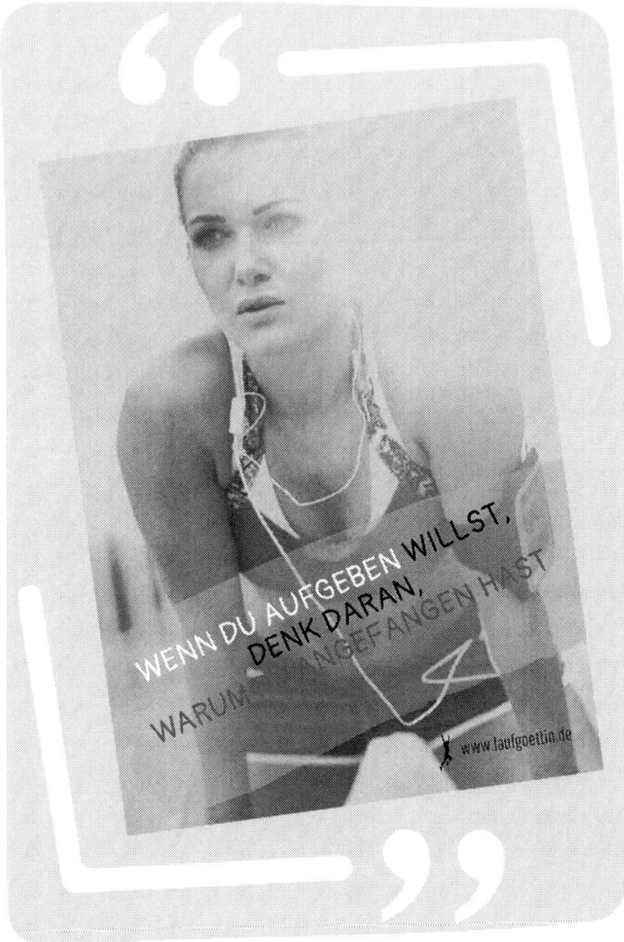
WENN DU AUFGEBEN WILLST,
DENK DARAN,
WARUM DU ANGEFANGEN HAST
www.laufgoettin.de

Läuferbeschwerden

55: Was hilft bei entzündeter Haut durch Brustgurt?

Ein guter vorbeugender Schutz, aber auch bei der Anwendung bereits offener und entzündeter Haut hat sich dieser Schutzbalsam bewährt. Durch das Schwitzen, nicht nur im Sommer, kommt es schnell zu wunden Hautpartien, die Salbe beugt vor, heilt und schützt, stoppt den Juckreiz. Die Salbe ist auch bei wundgescheuerten Schenkelinnenseiten („wenn man sich einen Wolf gelaufen hat“) zu empfehlen. Den Link zu dem Schutzbalsam habe ich dir auf der Extraseite verlinkt.

Mein Tipp! Mehr auf der Extraseite zum Buch!

56: Welche Ursachen gibt es bei Knieschmerzen?

Die Ursachen für Knieschmerzen beim/durch das Laufen sind sehr vielseitig.

Die Gründe sind, z. B. angeborene Fehlstellungen, Fehlbelastungen oder alte Verletzungen.

Beim Laufen können auch diverse Ursachen zu Knieschmerzen führen, diese gilt es auszuschließen bzw. zu umgehen.

1. Nur mit hochwertigen Laufschuhen laufen; ggf. eine Laufbandanalyse machen. Beachte: Laufschuhe nach 800-1000 km Gebrauch erneuern.

2. Zu schnelle Leistungssteigerung. D. h. achte auf langsame Steigerung des Laufumfangs.

3. Lauffreie Tage nach einem Lauf einhalten.

4. Trainingsterrain: nach Möglichkeit abwechselnde Böden, Schotter, Asphalt, Park, Wald.

5. Stablisierungs- und Kräftigungsübungen fürs Knie, paar Minuten täglich reichen. Deine Knie werden es dir danken.

Mehr zum Thema Knieschmerzen und wie ich meine Knieschmerzen in den Griff bekommen habe, findest du in meinem Buch "Warum Knieschmerzen keine Avocado mögen" sowie im Kapitel Läuferbeschwerden.

Mein Tipp! Mehr auf der Extraseite zum Buch!

57: Wie kann ich Knieschmerzen entgegenwirken?

Generell sollten Knieschmerzen bzw. Schmerzen nie ignoriert werden und bedürfen einer ärztlichen Untersuchung. Als erste Maßnahme kannst du das Knie während des Laufens mit einer in Drogeriemärkten erhältlichen Kniebandage stabilisieren.

Massiere zusätzlich dein schmerzendes Knie mit entzündungshemmenden Salben ein. Hilfreiche Salben und Tinkturen sind z. B. Traumeel, Pferdesalbe, Teufelskralle, *Heilerde* oder Retterspitz.

Du kannst die Wirkung von Traumeel intensivieren, indem du das Knie damit einreibst und mit handelsüblicher Frischhaltefolie umwickelst und dies über Nacht einwirken lässt.

Ganz besonders schnell hat bei mir Heilerde geholfen. Diese schmierst du auf dein Knie, nimmst ein Tuch in der Größe eines kleinen Gästehandtuches, hältst dieses unter warmes Wasser und umwickeltest mit diesem fechtwarmen Tuch das schmerzende Knie.

Dann packst du das Knie nochmals mit einem anderen trockenen Handtuch ein und lässt die Heilerde für 20, besser 30 Minuten einwirken. Danach wäschst du die Heilerde mit warmem Wasser ab.

Du wirst auf der Stelle eine Verbesserung spüren. Um zu verdeutlichen wie wirksam die Heilerde ist, stelle dir einen Schmerzskala von 1 bis 10 vor, meine Schmerzen waren um 2 Punkte gefallen. Das finde ich mehr als beeindruckend, nach nur einer Anwendung und wenigen Minuten Einwirkzeit der Heilerde. Ich bin von dieser Paste komplett überzeugt.

Bitte lasse dich von deinem Arzt oder Apotheker beraten, ob du die Salben, Cremes und Tinkturen verwenden kannst oder ob du auf die Inhaltsstoffe allergisch reagierst.

Traumeel gibt es als Tabletten, Gel, Salben oder Tropfen zu kaufen. Da es ein homöopathisches Mittel ist, kann es zur Erstverschlimmerung führen.

Ich benutze Traumeel öfters und habe diese Erfahrung nie gemacht. Lasse dich auch hier fachkundig in deiner Apotheke oder von deinem Arzt beraten. Die Links zu den Salben findest du auf der Extraseite.

Mein Tipp! Mehr auf der Extraseite zum Buch!

58: Was ist ein Fersensporn und was kann ich dagegen tun?

Ein Fersensporn oder auch Kalkaneussporn genannt ist ein dornartiger Knochenauswuchs unter der Ferse. Zu Schmerzen kommt es meist erst, wenn sich das Gewebe rund um den Fersensporn aufgrund von Überlastung entzündet.

Ein sehr wirksames homöopathisches Mittel bei Fersensporn ist Hekla Lava D6 (Dosierung laut meiner Erfahrung 3 x täglich 1 Tablette), welches aus vulkanischer Asche des Hekla-Vulkans in Island hergestellt wird.

Lasse dich auch hier fachkundig in deiner Apotheke oder von deinem Arzt beraten.

59: Was hilft bei Muskelkrämpfen?

Bei den meisten Läufern taucht der Muskelkrampf in der Wade oder am vorderen oder hinteren Oberschenkel auf.

Ursache ist meist ein Flüssigkeits- oder Elektrolytmangel.

Achte deshalb darauf, dass du ausreichend Kalium, Kalzium und Magnesium zu dir nimmst.

Sofortmaßnahme: Sofort das Laufen unterbrechen. Die verkrampfte Muskulatur **vorsichtig** dehnen. Bei Krämpfen an der Vorderseite des Oberschenkels: Stell dich hin, umfasse dein Fußgelenk des betroffenen Beins mit einer Hand und ziehe das Bein nach hinten, indem du den Fuß zum Gesäß ziehst.

Danach das Bein wieder ausstrecken und die Übung wiederholen. Bei Krämpfen an der Rückseite der Oberschenkel:

Beuge dich nach vorn, umfasse die Zehen des von Muskelkrämpfen betroffenen Beins und strecke dabei vorsichtig das Bein durch.

Mit der anderen Hand drückst du vorsichtig und ganz leicht auf das Knie dieses Beines. Bei einem Wadenkrampf: Umfasse die Zehen des betroffenen Beins und ziehe sie zum Schienbein.

60: Wie entsteht eine Stressfraktur?

Die häufigste Ursache für einen Ermüdungsbruch ist das Ungleichgewicht von Belastung und Entlastung. Meist wurde zu lange oder zu oft gelaufen oder das Tempo zu schnell gesteigert.

Zusätzlich wurde nicht auf ausreichende lauffreie Tage geachtet. Deshalb: Achte auf eine, deinem Trainingslevel angepasste Laufintensitäts- und Laufpensumsteigerung, wie bereits in Frage 52 genau beschrieben. Erhöhe niemals gleichzeitig Intensität und Umfang.

61: Was tun bei Achillessehnenschmerzen?

Die Ursachen von Achillessehnenschmerzen können sehr verschieden sein. Wenn du Schmerzen in der Achillessehne hast, heißt es Dehnen, Dehnen und nochmal Dehnen. Laut meiner Erfahrung aus meinen Laufgruppen hat sich auch ein täglicher Wechsel von Schuhen im Alltag bewährt, da somit die Sehne leicht entlastet werden kann. Mehr dazu im Kapitel „Achillessehnenentzündung“.

Läufer-Insiderwissen

62: Was tun bei Mücken beim Laufen?

Ein zuverlässiges Antimückenmittel ist Anti-Brumm-Forte-Spray. Gibt es in Drogerien und Apotheken zu kaufen. Es ist auch als Kombipräparat mit Sonnenschutzfaktor 25 oder 50 erhältlich. Ein super wirksames homöopathisches Mittel bei Mückenstichen ist Regenaplex Haut-Fluid-W, laut meiner Erfahrung wirkt es hervorragend nach stark juckenden lästigen Mückenstichen. Lasse dich auch hier fachkundig in deiner Apotheke oder von deinem Arzt beraten.

Mein Tipp! Mehr auf der Extraseite zum Buch!

63: Sollte ich Schuhe von verschiedenen Herstellern kaufen?

Eine Daumenregel besagt, wer wöchentlich mehr als 20 km läuft, sollte zwei paar Laufschuhe im Wechsel nutzen.

Grund hierfür ist u.a., dass Laufschuhe auch eine Regenerationszeit von 48 Stunden haben.

Jeder Laufschuh, insbesondere von unterschiedlichen Herstellern ist von der Dämpfung, von seinem Fußbett usw. anders. Deine Fußmuskulatur wird durch die unterschiedlichen Laufschuhe immer wieder angeregt und trainiert.

64: Begünstigt oder verhindert Laufen Cellulitis?

Frauen haben von Natur aus einem höheren Anteil an Fettgewebe als Männer. Die weiblichen Fettzellen können mehr Fett einlagern (ja leider), die Fettkammern sind größer und können sich durch schwaches Bindegewebe nach außen drücken.

Im Bindegewebe werden körpereigene Abfallprodukte, wie bei einem Parkplatz zwischengelagert, welche durch die ungeliebte Orangenhaut sichtbar werden.

Durch Laufen werden Muskeln und straffes Bindegewebe gefördert. Der gesamte Stoffwechsel wird angeregt und Fettzellen zusammengeschnürt. Das begünstigt die Entschlackung und Cellulitis wird entgegengewirkt. Fördern kannst du dies durch eine basenreiche Ernährung (u. a. kein Fleisch und tierische Fette) und ausreichende Flüssigkeitszufuhr.

65: Kann ich durch Laufen zunehmen?

Durch Laufen baust du mehr Muskeln auf, gleichzeitig verlierst du aber nicht sofort Fett.

Deshalb kann es sein, dass du zu Beginn sogar mehr wiegst bzw. dein Gewicht stagniert.

Nach einem intensiven Training kann es zu Wassereinlagerungen kommen, welche durch erhöhte Flüssigkeitsansammlung im Gewebe entstehen.

Grund hierfür sind feine strukturelle Schädigungen des Gewebes durch das Training. Trainingsbedingt kann es immer wieder zu Gewichtsschwankungen kommen, da in den Regenerationsphasen nach dem Training in den Energiespeichern und in der Leber mehr Wasser gebunden wird.

Aber keine Sorge mittel- und langfristig wirst du durch kontinuierliches Ausdauertraining abnehmen, weil es sich bei den beschriebenen Wassereinlagerungen um vorrübergehende Anpassungsprozesse des Körpers handelt.

66: Gibt es Tipps, wenn ich an Heuschnupfen leide?

Generell empfehlen auch Ärzte moderates Ausdauertraining, die Lungenfunktion wird gestärkt, die Atemmuskulatur und das Immunsystem gestärkt. Während oder nach einem kräftigen Regen ist die Konzentration der Pollen geringer und die Luft gereinigt. Sinnvollerweise laufen Baumpollenallergiker im freien Gelände, Gräserallergiker im Wald. In der akuten Phase Tempo runter und auf intensives Training verzichten.

67: Gibt es Hausmittel, wenn ich an Heuschnupfen leide?

Sehr gute Erfahrungen gibt es bei Propolis. Propolis, auch Bienenharz genannt, ist ein absolutes Naturprodukt, welches von Bienen hergestellt wird. Es hat antibiotische, antivirale und antimykotische Wirkung. Viele konnten durch eine Kur mit Propolis-Urtinktur ihre Heuschnupfenbeschwerden enorm eindämmen. Propolis kann verdünnt mit Wasser eingenommen werden.

Du kannst Propolis beim Imker, meist gibt es einen Stand auf dem Wochenmarkt, kaufen. Da jedes Bienenvolk quasi sein eigenes Propolis „herstellt", gibt es die Urtinktur als Arzneimittel in Apotheken leider nicht zu kaufen.

Allerdings gibt es diverse Propolisprodukte mit geringerer Propoliskonzentration, z. B. in Kapseln oder Bonbons im Drogeriemarkt und auch in Apotheken zu kaufen. Wenn du Interesse an Propolis hast, belese und informiere dich ausführlich, da du vor der Einnahme testen solltest, ob du es auch verträgst.

68: Welche alternativen Methoden gibt es bei Heuschnupfen?

Nosodentherapie = ähnlich wie bei der Eigenblutbehandlung wird bei dieser Therapie das Immunsystem angeregt und trainiert. Der Unterschied zur Eigenbluttherapie ist, dass nicht nur Blut, sondern aus verschiedenen Körperflüssigkeiten z. B. Globuli hergestellt werden.

Diese Medizin nimmst du nicht nur einige Male, wie bei der Eigenblutbehandlung, sondern mehrmals täglich ein. Somit wird dein Immunsystem mehrmals täglich trainiert. Angewendet wird das bei Asthma, Heuschnupfen, Allergien etc.! Lasse dich fachkundig beraten, ob das für dich eine Alternative darstellt.

69: Was ist der Unterschied beim Laufen auf dem Laufband?

Es gibt Unterschiede, nicht nur das Naturerlebnis, sondern auch das Laufstiltraining fehlt.

Das Abrollverhalten des Fußes ist selbstverständlich auf einem Laufband anders als im Gelände. Die Außenbedingungen, wie Windwiderstand oder wechselnde Bodenflächen fehlen auf dem Laufband, welches Auswirkungen auf dein Training hat (Lauftechnik). Meine Empfehlung wäre nur kurze Trainingseinheiten auf dem Band zu absolvieren.

70: Was bedeutet "Cool Down" und was sollte ich beachten?

Nach einem anstrengenden Lauf solltest du etwa 5 Minuten locker auslaufen, das bereitet dein Körper zur Regeneration vor. Ein weit verbreiteter Fehler ist kurz vor der Zielgerade nochmal das Tempo zu erhöhen und dann abrupt beim Zieleinlauf zu stoppen. Du belastest mit diesem Endsprint unnötig dein Herz. Denn mal ehrlich, dein Auto fährst du ja auch nicht mit Vollgas in die Garage zum Parken. Nach dem Auslaufen nimm dir genügend Zeit zum Dehnen.

71: Sollte ich bei Erkältung laufen gehen?

Wenn du erkältet bist, solltest du nicht laufen gehen, da du damit insbesondere dein Herz belastest und insgesamt deinen Organismus noch mehr schwächst, da er durch die Erkältung sowie schon extra gefordert ist.

Mein Tipp: Inhalieren mit Thymiantee oder mit Natron und Salz. Dazu erhitzt du einen Liter Wasser in einem Topf bis das Wasser leicht kocht und gibst einen bis zwei Teebeutel hinein. Dann stellst du den Topf auf einen Hocker vor dich, zwischen deine Beine.

Dann neigst du deinen Kopf über den Topf und legst über deinen Kopf ein großes Badetuch. Achte darauf, dass du dein Kopf weit nach unten neigst, deine Unterarme kannst du auf deinen Oberschenkeln abstützen (Kutscherhaltung!).

Nun atmest du den warmen Wasserdampf (Vorsicht, das Wasser darf nicht mehr kochen) für ca. 4-5 Minuten ein. Du kannst 4-5 Mal täglich inhalieren, je öfter, desto besser. Dabei ist es normal, dass du stark schwitzt. Laut meiner Erfahrung ist Kamille zum Inhalieren nicht geeignet, da es die Schleimhäute austrocknet.

Alternativ zu Thymiantee kannst du einen halben Teelöffel Natron und einen halben Teelöffel Salz in das Wasser geben. Das Salz fördert die Befeuchtung der trockenen Schleimhäute. Inhalieren hilft mir bei Husten & Schnupfen!

72: Sollte ich trotz Periode laufen gehen?

Auch wenn du Ziehen im Unterleib, Schmerzen oder stärkere Blutungen hast, spricht nichts gegen eine lockere Laufrunde. Im Gegenteil, Bewegung wirkt Wunder und löst Verspannung und entspannt. Schlechte Laune, allgemeine Unlust, Müdigkeit und Kopfschmerzen verfliegen wie von selbst nach einer "gemütlichen" Laufeinheit! Probiere es aus!

73: Was passiert bei Anlaufschmerzen?

Aus eigener Erfahrung habe ich zeitweise beim Loslaufen Knieschmerzen.

Generell entsteht durch Bewegung, wie auch beim Laufen, neue Gelenkflüssigkeit (Synovia), welche beim Loslaufen in das Kniegelenk strömt.

Dabei verbindet sich „ältere", bereits im Gelenk vorhandene Gelenkflüssigkeit, mit der neuen einströmenden Flüssigkeit. Die ältere Gelenkflüssigkeit (mit fester Konsistenz) wird durch die neue Synovia mehr in Bewegung gesetzt, dabei stößt sie an kleine Nervenenden, die das Schmerzempfinden verursachen.

Meist sind diese Anlaufschmerzen, auch bedingt durch eine bessere Durchblutung von Muskeln, Sehnen und Bändern nach ca. 10-15 Minuten verschwunden.

74: Kann ich Schmerzmittel vor dem Joggen nehmen?

Du solltest vor dem Joggen keine Schmerzmittel, egal ob für Kopfschmerzen, Bauchschmerzen oder auch Gelenkschmerzen einnehmen.

Jedes Schmerzmittel hat Nebenwirkungen, die meisten Präparate schädigen den Magen-Darm-Trakt, die Niere, viele die Leber.

Nimmst du Schmerzmittel vor einem Lauf ein, wird dein Magen-Darm-Trakt und deine Niere durch die Erschütterung des Laufens besonders stark belastet.

Gerade wenn es um Gelenkschmerzen geht, z. B. Hüft- oder Knieschmerzen, wird der Schmerz durch das Schmerzmittel unterdrückt und du läufst unter Umständen länger und schneller, da du den Schmerz nicht spürst. Denn der Schmerz als natürliches Warnsignal deines Körpers kann von dir nicht mehr wahrgenommen werden.

75: Warum ist mein Puls bei Hitze bzw. Kälte höher?

Du solltest äußere Gegebenheiten, wie die Temperatur, bei Läufen nicht unterschätzen. Sie kann sich sehr stark auf deine Pulsfrequenz auswirken. Je heißer oder kälter es ist, desto mehr Kraft und Energie kostet es den Körper sich anzupassen. Verringere dein Lauftempo und Laufpensum, um den Körper nicht zu überlasten.

76: Was heißt 6er bzw. 7er Pace?

Die Durchschnittspace für Laufeinsteiger liegt zwischen 8 Minuten und 9 Minuten, bei manchen 10 Minuten pro Kilometer. Die Geschwindigkeit bzw. Pace steigerst du mit der Zeit.

Wenn du eine Zeitlang regelmäßig läufst, schaffst du eine durchschnittliche Pace von 6:00 bis 7:00 Minuten pro Kilometer. In „Läuferkreisen“ spricht man dann von einer 6er bzw. 7er Pace. Das bedeutet, du benötigst 6 bzw. 7 Minuten, um einen Kilometer zu laufen.

77: Was bedeutet Kniehub und Körperschwerpunkt?

Ein guter Laufstil zeichnet dich durch einen ausgeprägten Kniehub, in dem das Knie beim Laufen weit nach oben gehoben wird, aus.

Was bedeutet das? Hebst du beim Laufen das Knie sehr hoch, setzt dein Fuß automatisch nahe am Körper auf. Die meisten Läufer heben allerdings das Knie nur wenig an, der Unterschenkel wird zu weit nach vorn geführt, somit kommst du mit der Ferse auf und landest somit zu weit vor dem Körperschwerpunkt.

Durch diesen Laufstil werden besonders die Kniegelenke stark belastet und früher oder später kommt es zu Beschwerden. Du kannst deinen Kniehub gezielt durch die Lauf-ABC-Übung Skippings verbessern.

Um herauszufinden, wo deinen Körperschwerpunkt ist, stellst du dich auf Zehenspitzen und neigst deinen Körper nach vorn, automatisch setzt ein Fuß nach vorn auf, das ist dein Körperschwerpunkt.

Das waren 77 Fragen und Antworten direkt aus dem Läuferinnenleben gegriffen. Ich habe versucht, die Fragen kurz und knapp auf den Punkt zu beantworten.

Auf bestimmte Themengebiete möchte ich allerdings näher eingehen, dafür gibt es den Teil 2 des Buches.

In diesen Kapiteln wirst du mehr über die Themen Ausrüstung, Puls, Abnehmen mit Laufen, Laufstil, Läuferbeschwerden und Lauf-ABC erfahren.

Teil 2 - So wirst du schneller

Ausrüstung

Laufschuhe

Laufschuhe - sind das A und O für Läufer/innen. Auch wenn die Laufschuhe nur im Schrank stehen, das heißt nicht benutzt werden, löst sich das Innere und die Dämpfung nach und nach auf, für das bloße Auge ist das nicht unbedingt sichtbar. Je nach Beanspruchung solltest du spätestens nach 1 bis 1,5 Jahren bzw. 800 bis 1000 km neue Laufschuhe kaufen.

Ich würde somit auch keine Vorgänger- oder Auslaufmodelle, z. B. im Internet, vom letzten Jahr kaufen, denn sie stehen u. U. schon mehrere Monate in den Lagerregalen.

Ebenso würde ich auch keine Schuhe im Ausverkauf der letzten Saison kaufen. Lasse die Finger davon, auch wenn sie viel günstiger sind.

Beim Laufschuhkauf ist auch zu berücksichtigen, wie oft du trainierst und wie viel du wiegst, denn das ist ausschlaggebend, welche Art von Schuh du brauchst. Ein guter Verkäufer wird dich danach fragen. Im Gespräch mit dem Verkäufer solltest du auch eventuelle Beschwerden oder Unfälle, wie Knie- oder Hüftprobleme erwähnen. So findest du den passenden Laufschuh.

Laufkleidung

Ich persönlich lege keinen Wert darauf, dass die Laufklamotten von einer bestimmten Marke sind. Laufkleidung sollte leicht, funktional und atmungsaktiv sein. Baumwollshirts und -hosen oder Fleecejacken sind nicht geeignet, da du nach einigen Minuten laufen schwitzt und du dich schnell erkältest.

Wenn du dich zu warm anziehst, schwitzt du zu stark, das beeinflusst dein Wohlbefinden und somit auch deinen Lauf. Gerade wenn es kälter wird, ist es völlig in Ordnung, wenn du etwas fröstelst, bevor du startest. Dir wird schnell warm werden.

Ein Tipp für die kalte Jahreszeit:

Falls deine Laufstrecke nur mit dem Auto zu erreichen ist, lege dir eine warme Jacke ins Auto, die du gleich nach dem Laufen oder ggf. schon beim Dehnen anziehst, so kühlst du nicht aus.

Kopfhörer

Es gibt drei verschiedene Arten von Kopfhörern, die für Läufer geeignet sind.

Generell ist beim Kauf von Sportkopfhörern darauf zu achten, dass sie gut im Ohr sitzen und guten Halt haben, nicht zu schwer sind, einen guten Sound haben und abwaschbar sind.

In-Ear-Kopfhörer sind tief im Ohr sitzend, das kann ein unangenehmes Druckgefühl erzeugen, außerdem kann es sein, dass du Straßengeräusche nur schlecht hörst, das kann u. U. auch gefährlich sein.

Bügelkopfhörer werden, wie der Name schon sagt, durch einen Bügel gehalten, dieser kann beim Laufen aber störend sein. Außengeräusche sind allerdings bei dieser Variante besser wahrnehmbar, als bei In-Ear-Kopfhörern!

Bei Bluetooth-Kopfhörern gibt es kein Kabel, die Verbindung zum Smartphone oder Player erfolgt per Bluetooth.

Sind Einlagen sinnvoll?

Einlagen in Laufschuhen - Pro und Contra

Laut Experten leiden fast 60 % der Deutschen unter Fußfehlstellungen und haben dadurch Probleme beim Laufen, das bedeutet, hier ist ein großer Absatzmarkt für Sportschuhhersteller und Schuheinlagenhersteller. Doch Vorsicht, oftmals mangelt es an weitreichender Aufklärung der Betroffenen, in welchen Fällen eine Einlage in den Laufschuh bzw. welche Art der Einlage wirklich sinnvoll ist oder ob Einlagen die Probleme eher verschlimmern.

Aber nicht nur Fußfehlstellungen, sondern auch eine geschwächte Fußmuskulatur können zu Problemen beim Laufen führen. Bei Fußfehlstellungen unterscheidet man verschiedene Fußtypen: Senkfuß-, Plattfuß, Spreizfuß oder Hohlfuß.

Hier eine kleine Übersicht der verschiedenen Arten von Laufschuheinlagen:

Originaleinlagen bei Laufschuhen

Diese Einlagen sind bereits original in Laufschuhen, sind normalerweise wenig anatomisch geformt und erfüllen keine besonderen Funktionen. Für Läufer ohne

Fußfehlstellungen und Problemen können diese Laufschuheinlagen genügend Dämpfung und Stabilität aufweisen.

Standardschuheinlage

Unsere Füße sind individuell und einzigartig wie unser Fingerabdruck. Schon allein daran ist zu erkennen, dass es wenig sinnvoll ist, eine Laufschuheinlage von der „Stange" zu kaufen. Meist werden diese Einlagen in Laufschuhgeschäften mit dem Versprechen für mehr Dämpfung und besser anatomisch angepasstes Fußbett angepriesen. Jedoch kann eine nachgerüstete Einlage für einen Laufschuh die Passform des Schuhes beeinflussen und die Bewegungsfreiheit des Fußes stören. Bei vorhandenen Schmerzen bzw. bereits bekannten Fußfehlstellungen ist eine Standardschuheinlage definitiv nicht empfehlenswert und kann noch zu stärkeren Symptomatiken führen.

Orthopädische Einlagen

Bei Knieschmerzen oder Problemen mit der Achillessehne beim Laufen bleibt der Gang zum Orthopäden nicht aus. Nach einer entsprechenden Untersuchung werden oft orthopädische Laufschuheinlagen verschrieben. Dabei fertigt der Orthopädietechniker einen individuellen Fußabdruck, meist mit Trittschaum, von den Füßen an. Diese orthopädischen Einlagen sollen helfen, der Fußfehlstellung entgegenzuwirken und den Druck zu verteilen, um so eine Entlastung der Füße zu begünstigen.

Doch etwas Entscheidendes fehlt bei der Untersuchung des Orthopäden. Nämlich konkrete Fragen zum Laufstil bzw. dessen Analyse, beispielsweise der Beckenstellung während des Laufens und ob man ein Vorfuß- oder Rückfußläufer ist. Eines ist klar, nur allein mit dem Tragen einer orthopädischen Laufschuheinlage ist es oftmals nicht getan. Die Schmerzen können trotzdem anhalten, falls die Ursachen der Beschwerden aufgrund eines fehlerhaften Laufstils bestehen. Eine Bewegungsanalyse kann hier sehr aufschlussreich sein, um zu verdeutlichen, welche Aspekte beim Laufstil zu verbessern sind.

Orthopädische Einlagen können sehr kostenintensiv sein. Sie müssen für jeden Laufschuh individuell angepasst sein. Werden mehrere Laufschuhe abwechselnd beim Training genutzt, müsste man theoretisch für jedes Paar neue Einlagen anfertigen lassen, da die Einlagen nicht austauschbar sind und nicht in jeden Laufschuh passen. Wenn man Einlagen nutzen möchte, dann nur vorrübergehend. Denn Einlagen stellen den Fuß ruhig, nicht beanspruchte Muskulatur bildet sich bekanntlich zurück und kann noch größere Probleme beim Laufen auslösen.

Ob man wirklich eine Einlage braucht, sollte man daher gründlich abwägen. Sicherlich langfristig sinnvoller sind spezielle Koordinations- und Kräftigungsübungen der Füße zum Aufbau einer starken Fuß- und Sprunggelenksmuskulatur. Außerdem sollte stetig an der Optimierung des Laufstils gefeilt werden, um mit Spaß und Freude weiterhin beschwerdefrei Laufen zu können.

Frage einen Physiotherapeuten oder einen Sportmediziner nach einer gezielten Bewegungsanalyse, um die Schwachstellen in deinem Bewegungsablauf heraus zu finden. Aber auch eine spezielle Laufstilanalyse, bei dem speziell dein Laufstil unter die Lupe genommen wird, bieten ausgewählte Sportgeschäfte oder Laufschulen an.

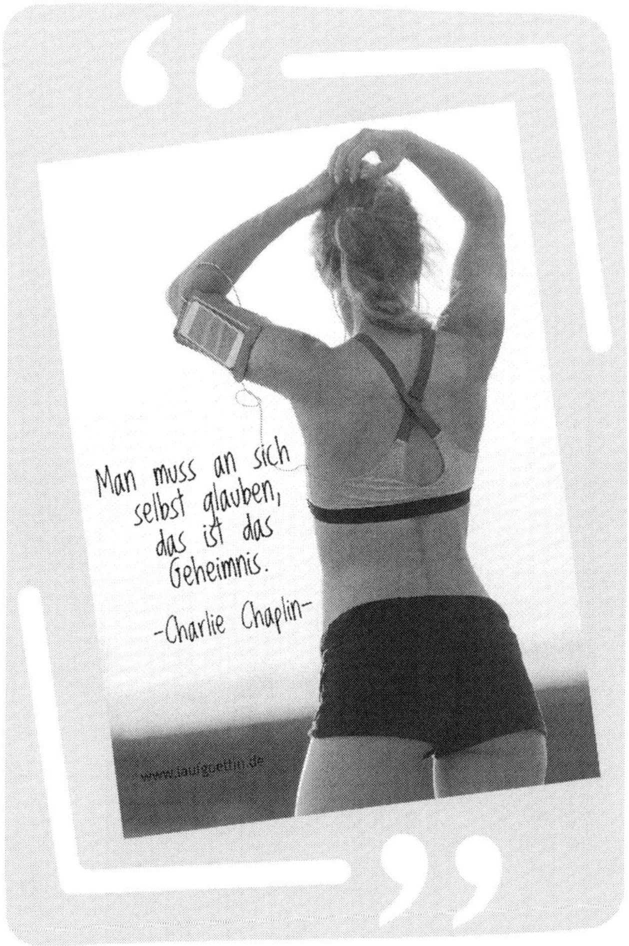
Man muss an sich selbst glauben, das ist das Geheimnis.
-Charlie Chaplin-
www.lauigoettin.de

Puls

Was ist der Maximalpuls und was bedeutet Trainingspuls?

Der Maximalpuls bildet die Grundlage zur Berechnung deines Trainingspulses. Es gibt diverse Formeln zur Berechnung des Trainingspulses. Ich möchte dir hier eine Berechnungsart nach Winfried Spanaus vorstellen. Diese Berechnung ist nur als grober Daumenwert anzusehen, da bestimmte Pulseinflussgrößen, wie zum Beispiel Tagesform oder Trainingszustand, nicht berücksichtigt sind. Bei Frauen gibt es einen festgelegten Wert von 226.

Frauen: Maximalpuls = 226 - Lebensalter (in Jahren)

An einem Beispiel möchte ich dir die Berechnung des Maximalpulses und daraus resultierend die Trainingspulsberechnung darstellen.
Dafür nimmst du den für Frauen festgelegten Wert 226 und subtrahierst davon dein Lebensalter.

Im folgenden Musterbeispiel gehe ich von einer 46 Jahre alten Frau aus. Du nimmst nun also den Wert 226 – 46. Das ergibt einen Maximalpuls von 180. Während deines Trainings solltest du im Grundlagenbereich laufen, d.h. bei ungefähr 75 % deines Maximalpulses.

In unserem Beispiel müsste unsere 46jährige Frau also mit einem Trainingspuls von ca. 135 laufen. Ich möchte allerdings nochmals unterstreichen, dass Pulswerte sehr individuell sind und sich im Laufe deiner Trainingszeit verändern. Die dargestellte Musterberechnung sollte für dich nur ein grober Richtwert sein. Die Werte können gelegentlich um 10 Schläge abweichen, da der Maximalpuls wie bereits erwähnt u. a. von Trainingszustand und Veranlagung abhängt.

Merke: Dein Trainingspuls in der Grundlagenausdauer sollte bei rund 75% deines Maximalpulses liegen!

Um sicher zu gehen, dass du nicht im falschen Trainingsbereich trainierst, kannst du bei deinem Arzt deinen Maximalpuls bestimmen lassen, so weißt du, dass du innerhalb deiner Leistungsgrenze trainierst.

Sollte dein Puls unverändert hoch bleiben, auch wenn du schon länger läufst, solltest du unbedingt die Ursache abklären lassen.

Was bedeutet aerober und anaerober Trainingsbereich?

Man unterscheidet zwei Arten der Energiebereitstellung, man spricht vom aeroben (mit Sauerstoff) und anaerob (ohne Sauerstoff) Energiestoffwechsel des Körpers. Deine Muskeln benötigen und verbrauchen immer Energie, also Kalorien, um zu arbeiten. Im aeroben Trainingsbereich (aerobe Energiebereitstellung) läufst du, wenn du locker in deinem Wohlfühltempo läufst und genügend Sauerstoff bekommst. In diesem aeroben Trainingsbereich werden zur Energiebereitstellung Kohlenhydrate und Fette verbraucht. Im aeroben Trainingsbereich werden nur Fette verbrannt, denn der Körper benötigt für die Fettverbrennung Sauerstoff.

Läufst du sehr schnell z. B. bei Sprints oder trainierst sehr intensiv, braucht dein Körper und deine Muskeln noch mehr Energie, die aerobe Energiegewinnung ist nicht mehr ausreichend.

Der Körper schaltet auf anaerobe Energiegewinnung um und wandelt Kohlenhydrate ohne Sauerstoff in Energie um. Fette werden dabei nicht verbrannt, denn dazu benötigt der Körper zwingend Sauerstoff.

Du solltest in der aeroben Zone trainieren, damit steigerst du deine Grundlagenausdauer, kräftigst dein Herz-Kreislauf-System und trainierst auch deine Fettverbrennung.

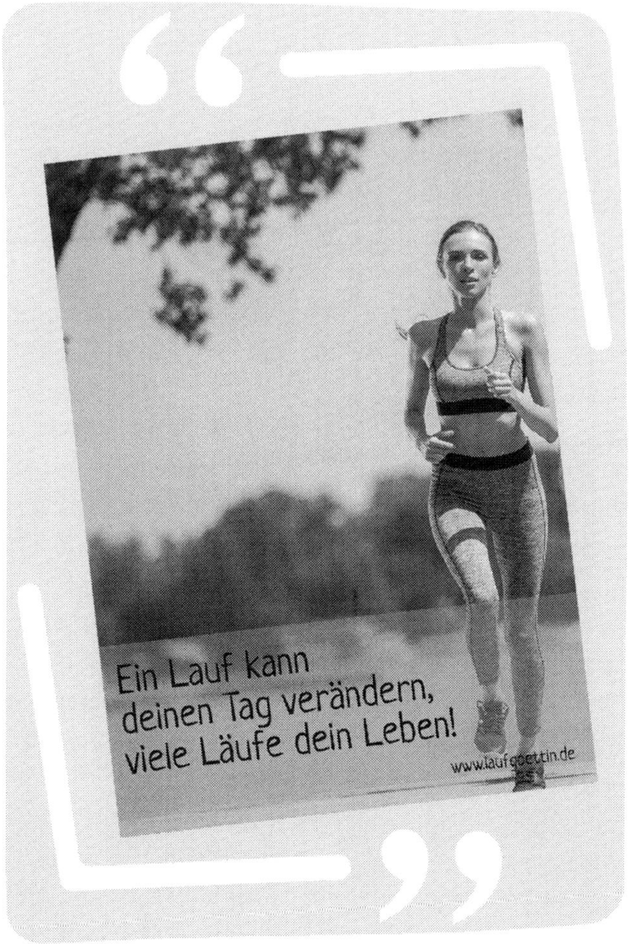
Ein Lauf kann
deinen Tag verändern,
viele Läufe dein Leben!

Abnehmen ohne JoJo-Effekt

Gibt es einen Fettverbrennungspuls?

Sicherlich hast du auch schon vom magischen Fettverbrennungspuls gehört, bei dem du garantiert abnimmst und besonders viel Fett verlierst, wenn du nur ganz genau in diesem Pulsbereich läufst. Das ist Alles Quatsch?

Nicht ganz. Fakt ist, dass du im Pulsbereich von 50 bis 65% deines Maximalpulses prozentual mehr Fett verbrennst, das heißt bei geringer Intensität, beim langsamen Laufen.

Was nicht stimmt: du verbrauchst zwar in diesem geringen Pulsbereich die meisten Kalorien aus Fetten, allerdings ist insgesamt dein Kalorienverbrauch geringer als wenn du etwas schneller unterwegs bist.

Läufst du beispielsweise eine Stunde in diesem geringen Pulsbereich von 60 % deiner maximalen Herzfrequenz, verbrauchst du vielleicht 400 Kalorien (je nachdem wie schwer du bist).

Wenn du schneller läufst, erhöht sich deine Pulsfrequenz und du verbrauchst unter Umständen 800 Kalorien in der Stunde.

Also das Doppelte. Das heißt, nicht nur der Kalorienverbrauch ist höher, sondern auch der Nachbrenneffekt (Was der Nachbrenneffekt ist, siehe folgende).

Am Ende des Tages entscheidet die negative Kalorienbilanz, ob du abnimmst oder nicht. Denn im „Fettverbrennungspuls" hat dein Körper prozentual vielleicht mehr Fett als Kohlenhydrate verbrannt, bei schnellerem Laufen und höherer Belastung wirst du in Summe dennoch insgesamt mehr Kalorien verbrennen.

Kann ich die Fettverbrennung trainieren?

Ja, du kannst deine Fettverbrennung durch regelmäßiges Laufen trainieren. Mit jedem Lauf ein Stückchen mehr, du brauchst nur etwas Geduld! Aber das kontinuierliche Ausdauertraining wird dir langfristig helfen, nicht nur fit zu bleiben, sondern auch schlank zu werden bzw. zu bleiben.

Laut meiner Erfahrung, kann diese Umstellung einige Monate, bei mir waren es ca. 6 Monate, dauern, bis die Fettverbrennung richtig trainiert ist. Was meine ich damit? Bei mir waren es ca. 6 Monate, bis ich essen konnte, was ich wollte und ich nicht zugenommen habe.

Unser Energiestoffwechsel ist sehr komplex, ganz einfach könnte man es so beschreiben: Die Nahrung, die wir zu uns nehmen wird in Depots gespeichert.

Daraus stellt der Körper Energiesubstrate her, was nicht verbraucht wird, wird im Energiespeicher Kohlenhydrate, bzw. Fett gespeichert. Unser Körper braucht immer Energie, schon alleine um die Körperfunktionen aufrecht zu erhalten, das heißt nicht nur unter Belastung.

Der Körper gewinnt seine Energie beim Laufen aus zwei Energiedepots. Einmal aus dem Kohlenhydratspeicher und einmal aus dem Fettspeicher. Diese Speicher sind mit dem Körper wie mit einer Art Straßensystem verbunden. Beim Kohlenhydratspeicher kannst du dir eine 6-spurige Autobahn vorstellen auf dem massenweise LKW'S mit Energieladung zu deinem Körper und deinen Muskeln, transportiert werden. Die Straße vom Fettspeicher dagegen ist eher ein kleiner schmaler Feldweg. Dabei wollen wir doch das viel Fett verbraucht wird und wollen, dass unser Feldweg auch zu einer sechsspurigen Autobahn wird. Was können wir tun? Durch regelmäßiges Training im Grundlagenbereich verbreiterst du bildlich gesprochen diesen Feldweg – dein Körper kann die Fette beim Laufen leichter und schneller verbrennen.

Fazit! Durch regelmäßiges Ausdauertraining lernt der Körper leichter und schneller Fett zu verbrennen.

Fettdepots schmelzen lassen

Wie du bereits gelernt hast, entscheidet deine Energiebilanz darüber, ob du abnimmst. Das bedeutet, du solltest mehr Kalorien verbrauchen als du zu dir nimmst.

Wichtig zu wissen ist, dass der Kohlenhydratspeicher nur eine begrenzte Anzahl von Energie speichern kann, nämlich nur ca. 1200 kcal.

Wenn du diesen Kohlenhydratspeicher nicht permanent mit Nahrung auffüllst, muss dein Körper automatisch an die Fettreserven, wenn er Energie braucht. Sobald wir Kohlenhydrate zu uns nehmen, wird Insulin ausgeschüttet, das stoppt die Fettverbrennung.

Achte also darauf, dass zwischen deinen Mahlzeiten mindestens 3 Stunden liegen, in der Zeit läuft die Fettverbrennung auf Hochtouren.

Unterbrich die Fettverbrennung auch nicht durch eine kleine Tasse Kaffee mit Milch oder ein Glas Apfelsaftschorle. Erlaubt sind Wasser, Kaffee schwarz und ungesüßte Tees.

Und noch ein Motivationsextra: Durch das Laufen werden ständig deine Muskeln, besonders die großen Oberschenkelmuskeln, trainiert. Ergo desto mehr Muskeln du hast, desto mehr Kalorien verbrauchst du. Denn Muskeln brauchen immer Energie, auch in Ruhe, z. B. auch wenn du schläfst.

Mein Tipp! Wenn du etwas Süßes isst, dann direkt nach einer Mahlzeit, denn da ist die Fettverbrennung sowieso unterbrochen!

Nachbrenneffekt – Was ist das?

Nach einem Training, egal ob Laufen oder Kraftsport, setzt der sogenannte Nachbrenneffekt ein. Obwohl du schon lange zur Ruhe gekommen bist und deine Muskulatur entspannt ist, arbeitet dein Körper auf Hochtouren weiter, um die verschiedenen Körpersysteme zu regulieren.

Dabei verbraucht er Energie, das heißt Kalorien.

Nach deinem Training muss der Körper deinen Stoffwechsel, deine Atmung, deine Herzaktivität, vor allem aber deine Muskulatur wieder normalisieren bzw. regenerieren, dass kostet Energie, sprich Kalorien.

Dieser Prozess kann bis zu 48 Stunden anhalten, das bedeutet er läuft weiter, auch wenn du natürlich zwischenzeitlich etwas gegessen hast. Wie hoch der Nachbrenneffekt ist, hängt vom Energieumsatz deines Trainings ab. Je intensiver du trainierst, desto höher der Nachbrenneffekt und desto länger dauert der Prozess an.

Wie hoch ist der Nachbrenneffekt?

Der Nachbrenneffekt liegt zwischen 5 % bis maximal 15 % deines Kalorienverbrauchs deines Trainings. Läufst du schnell, intensiv und hast dich sehr angestrengt und belastet, ist der Nachbrenneffekt viel höher, als wenn du im gemütlichen Tempo deine Laufrunde gedreht hast.

Nehmen wir mal an, du läufst dreimal die Woche, pro Lauf verbrauchst du rund 600 Kcal, das macht insgesamt 1800 Kcal pro Woche.

Der Nachbrenneffekt liegt in diesem Fall bei 270 Kalorien, die du zusätzlich zum Laufen verbraucht hast.

Klingt vielleicht nicht spektakulär viel, wichtig zu wissen ist allerdings, dass sich der Körper diese Kalorien hauptsächlich aus den Fettsäuren holt.

Gerade wenn du abnehmen willst, solltest du den Nachbrenneffekt nicht unterschätzen. Um den Nachbrenneffekt extra ankurbeln, kannst du deine Trainingsintensitäten variieren, beispielsweise mit Intervalltraining, Tempoläufen oder Bergläufen, allerdings erst wenn du eine routinierte Läuferin bist.

Abnehmen mit Nüchternläufen

Geht das? Ja, langfristig gesehen verbrennst du mehr Fett durch Nüchternläufe am Morgen. Wie wir bereits gelernt haben, kann der Körper nur ca. 1200 Kcal im Kohlenhydratdepot speichern.

Wir haben auch gelernt, dass der Körper auch in Ruhe, also sogar während des Schlafs Kalorien verbraucht, schon alleine um die Körperfunktionen (z. B. Atmung, Körpertemperatur) aufrechtzuerhalten. Früh am Morgen sind die Kohlenhydratspeicher also relativ leer.

Die verbleibenden Reserven im Kohlenhydratspeicher werden dann während des Laufens verbrannt, wenn du dann Laufen gehst. Dann geht's an die Fettdepots!

Wenn du einen Morgenlauf von mehr als 45 Minuten oder einen schnellen Lauf machen möchtest, solltest du trotzdem nicht ohne Minifrühstück loslaufen, eine Handvoll Nüsse oder Weintrauben sind schon ausreichend.

Denn bei Läufen ab 45 Minuten oder wenn es intensiver wird, brauchst du mehr Energie, dann geht der Körper an die Aminosäuren heran, die wichtig für deine Muskeln und dein Immunsystem sind. Das solltest du natürlich vermeiden.

Wenn du langsam und ca. 30 Minuten läufst, kannst du nüchtern laufen.

Fazit! Durch deine langsame Laufrunde (30 Min.) am Morgen ohne Frühstück verbesserst du deine Grundlagenausdauer und dein Körper lernt zur Verfügung stehende Energie effektiver zu nutzen.

Laufstil

Der richtige Laufstil

Jede/r Läufer/in läuft individuell und selbstverständlich unterschiedlich; unsere Art zu laufen ist quasi angeboren und natürlich auch eine Art Gewohnheit. Normalerweise machen wir uns keine Gedanken darüber.

ABER: Das sollten wir! Desto mehr Kilometer du bei deinen Laufrunden absolvierst, desto wichtiger und unumgänglicher ist ein sauberer Laufstil.

Beobachte mal bei deinem nächsten Lauf die unterschiedlichen Laufstile der Läufer, die dir unterwegs begegnen.

Da ist der eine Läufer, er läuft mit beneidenswerter Ästhetik, Anmut und Kraft an dir vorbei, alle Bewegungen sind geprägt von Dynamik und Leichtigkeit.

Und der nächste Läufer? Er schleicht an dir vorbei, keuchend, nach Luft ringend mit hochrotem Gesicht und die Arme wild gestikulierend vor seinem Oberkörper.

Was ist da nur schiefgelaufen? Was hat der eine Läufer gemacht und der andere nicht? Wie sieht denn der richtige Laufstil aus?

Du solltest immer daran feilen, den Laufstil zu optimieren. Denn dadurch läufst du schneller, kraftsparender, bist verletzungsresistenter, indem du Fehlbelastungen sowie Überlastungen vermeidest. Mehr Spaß und Freude am Laufen inklusive! Schauen wir also mal genauer hin, was es zu beachten gibt:

Dein Blick sollte 10 – 15 m nach vorn gerichtet sein und nicht auf den Boden, somit entlastet du dein Nackenmuskulatur.

Deine Arme bilden das sogenannte Läuferdreieck. Gemeint ist damit, dass der angewinkelte Arm fast einen 90 Gradwinkel bildet, wenn er nach hinten schwingt. Deine Arme sollten immer neben dem aufgerichteten Oberkörper schwingen, nicht vor dem Oberkörper. Dein Handrücken zeigt nach außen und dein Daumen liegt locker auf dem Zeigefinger. Die Arme schwingen in Laufrichtung mit und werden aktiv eingesetzt, das heißt, du solltest aktiv den Schwung ausnutzen.

Versuche deinen Oberkörper während des Laufens ruhig zu halten, da dich diese „Ruderbewegungen“ auf Dauer ermüden.

Es bewegt sich nur dein Schultergelenk beim aktiven Armeinsatz, deine Schultern bleiben ruhig.

Der Rumpf sollte stabil bleiben, ohne Hin- und Herbewegungen; die Power und „PS“ kommen aus den Beinen und Armen.

Der Fußabdruck erfolgt kraftvoll, ziehe dein Knie hoch, somit schwingt dein Unterschenkel nicht so weit nach vorn beim Aufsetzen des Fußes. Dein Fuß sollte kurz vor dem Körper (Körperschwerpunkt) mit dem Mittelfuß aufsetzen.

Achte auf kleine Schritte, da deine Hüfte sonst zu viel Auf- und Abbewegung ausgleichen muss. Deine Beine sollten parallel neben einander (bildlich gesprochen, wie auf Stelzen) aufsetzen. Dein Becken sollte nach vorn gekippt sein. Dadurch richtet sich dein Oberkörper automatisch in der richtigen Position auf.

Mittelfußtechnik beim Laufen

Vielleicht hast du schon vom Vorfußlauf, dem Mittelfußlauf und vom Fersenlauf gehört. Was ist damit gemeint und was hat das mit dem Laufstil zu tun?

Beim Fersenlauf kommst du mit der Ferse auf, dein Bein ist beim Fußaufsatz dabei fast gestreckt, das heißt, der komplette Stoß deines gesamten Gewichtes wird über deine Ferse auf deine Knie, in die Hüfte, in deinen Körper „geleitet“.

Du überlastest deinen kompletten Stützapparat, denn deine Ferse wirkt wie eine Art Bremsklotz, die du mit dieser Art zu laufen quasi bei jedem Schritt in den Boden rammst.

Die Folgen können sein: Knieschmerzen bis zum Kniegelenkverschleiß, eine Überlastung der Achillessehne und Reizungen des Schienbeins.

Beim Vorfußlauf /Ballenlauf erfolgt der Abdruck und die Landung über den Fußballen. Der Vorfußlauf ist optimal geeignet für Sprints. Allerdings ist diese Lauftechnik sehr kraftraubend und kann zu Beschwerden führen.

Für mittlere Distanzen ist der Mittelfußlauf am besten geeignet, da hier die Belastung aus orthopädischer Sicht gleichmäßig verteilt ist und du kraftvoller laufen kannst. Der Fuß ist nicht umsonst hier am breitesten!

Im nächsten Kapitel möchte ich zwei Laufstile näher unter die Lupe nehmen, welche leider sehr verbreitet sind und nicht selten zu Beschwerden führen.

Catwalk, was ist das

Catwalk bzw. Overcrossing bedeutet, dass die Füße nicht parallel, sondern über der Körpermitte, wie auf dem Laufsteg, auf einer fiktiven Linie mittig aufgesetzt werden.

Das Becken wird bei jedem Schritt gekippt und fällt ab. Die Ursache ist ein Ungleichgewicht im Bereich der Beckenmuskulatur (Ab- und Adduktoren /Muskulatur Innen-/ Außenbereich der Hüfte).

Die starke Muskulaturinnenseite (Adduktoren) ist verkürzt. Das führt zu Hüftproblemen, da die Hüfte bei jedem Schritt die Bewegung ausgleichen muss. Zudem können Probleme mit der Achillessehne entstehen, da bei diesem Laufstil nur eine geringe Schrittbreite erreicht wird und das Bein schräg aufgesetzt wird. Das Sprunggelenk muss die engen Schritte ausgleichen, eine Überlastung der Achillessehne kann die Folge sein.

Eine bewusste Verbesserung des Laufstils, sowie Koordinations- und Stabilitätsübungen können helfen. Hilfreiche Maßnahmen sind die Adduktoren (Innenseite der Oberschenkel) zu dehnen und die Abduktoren (Außenseite der Oberschenkel) zu kräftigen.

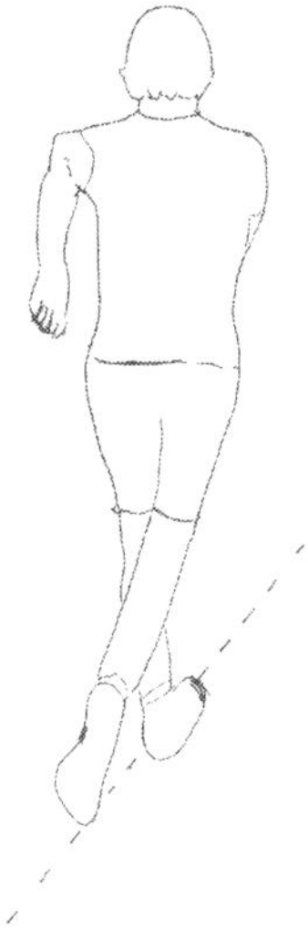

Abbildung: Overcrossing (Catwalk)

Eine Möglichkeit der Stärkung der Hüftabduktoren, ist eine Übungsform der Plank oder auch Seitstütz genannt.

Hier eine kleine Übungsanleitung:

Lege dich seitlich auf den Boden auf eine Matte und stütze deinen Körper auf deinem Unterarm ab (siehe Abbildung). Achte darauf, dass sich dein Oberarm senkrecht unter deiner Schulter befindet. Dann spannst du deinen Bauch an und hebst dein Becken an. Den oberen Arm kannst du während der Übung auf deinem Oberschenkel ablegen. Das obere Bein führst du bis zu einem 30 Grad Winkel nach oben.

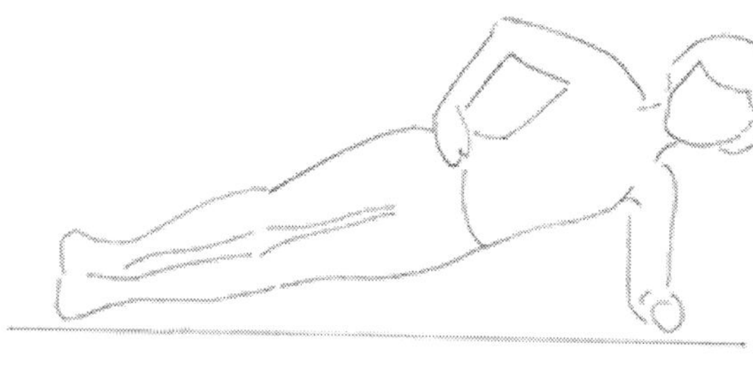

Abbildung: Sideplank

Nun hältst du diese Position für 10 Sekunden. Es ist normal, dass deine Muskeln zittern und du Mühe hast in dieser Position zu verbleiben, aber mit mehreren Wiederholungen wird es dir leichter fallen die Übung durchzuführen. Nach der ersten Wiederholung setzt du deinen Körper wieder auf die Matte ab und machst für paar Sekunden Pause, bevor du mit der 2. Wiederholung beginnst. Zu Beginn solltest du auf 3 Durchgänge pro Seite kommen. Wenn das gut klappt, kannst du dich auf 15 Sekunden, 20 Sekunden, bis zu 40 Sekunden steigern.

Circumduktion – „Entengang“

Bei dieser Art des Laufens wird der Fuß abgestoßen und nach außen und dann nach vorn geführt. Der Unterschenkel wird halbkreisförmig nach vorn bewegt, um nicht ins Stolpern zu geraten.

Diese Art des Laufens ist nicht dynamisch und uneffektiv und führt oft zu verschiedenen Problemen. Dies hat diverse Ursachen zum einen muss das Knie mehr stabilisieren und wird im Innenband stark belastet.

Die Folge: Knieschmerzen. Auch die Hüfte steht im falschen Winkel, der Oberkörper versucht dies auszugleichen, welches zu Wirbelsäulen- und Lendenwirbelproblemen führen kann.

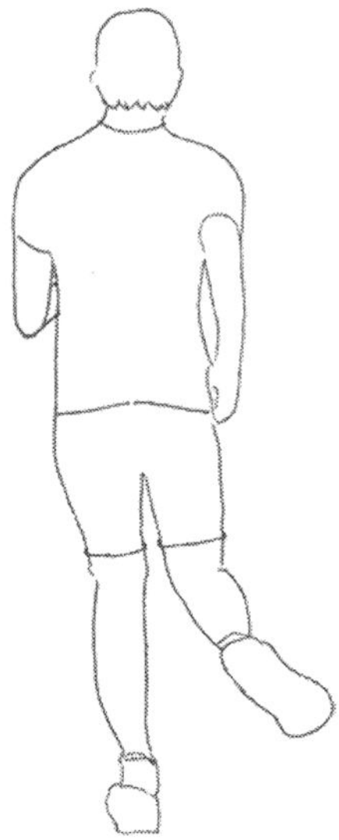

Abbildung: Circumduktion

Mit diesem Laufstil ist es sehr schwer, schneller zu werden. Vielen Läufern/innen ist nicht bewusst, dass sie so laufen. Erst eine videogeschützte Analyse bringt die Erkenntnis. Hilfreiche Maßnahmen sind u. a. eine Stärkung der hinteren Oberschenkelmuskulatur und der Kräftigung der Wadenmuskulatur. Aber auch gezielte Lauf-ABC-Übungen, wie Skippings, Kniehebelauf und Anfersen schaffen Abhilfe.

Ich würde dir eine professionelle Laufstilanalyse/Bewegungsanalyse empfehlen, um herauszufinden, welche Dinge du bei deinem Laufstil optimieren kannst.

Meiner Erfahrung nach ist es für die Läuferin selbst schwierig zu erkennen, ob sie beispielsweise mit dem richtigen Fußaufsatz, mit der perfekten Oberkörperhaltung und Armhaltung läuft.

Erkundige dich in einem Sportfachgeschäft/ Lauflabor o. ä. oder auch im Internet. Heutzutage bieten viele Lauflӓden diese Analysen an.

Die gute Nachricht: Du kannst eventuelle Schwachstellen im Laufstil durch gezielte Kräftigungs- und Stabilisierungsübungen, aber auch durch das Lauf-ABC verbessern und ausmerzen.

Wie du an deinem Laufstil gezielt arbeiten kannst, erfährst du in den nachfolgenden Kapiteln, denn wir kommen jetzt zum vielbesagten Lauf-ABC oder auch Laufschule genannt, daher wahrscheinlich der Name.

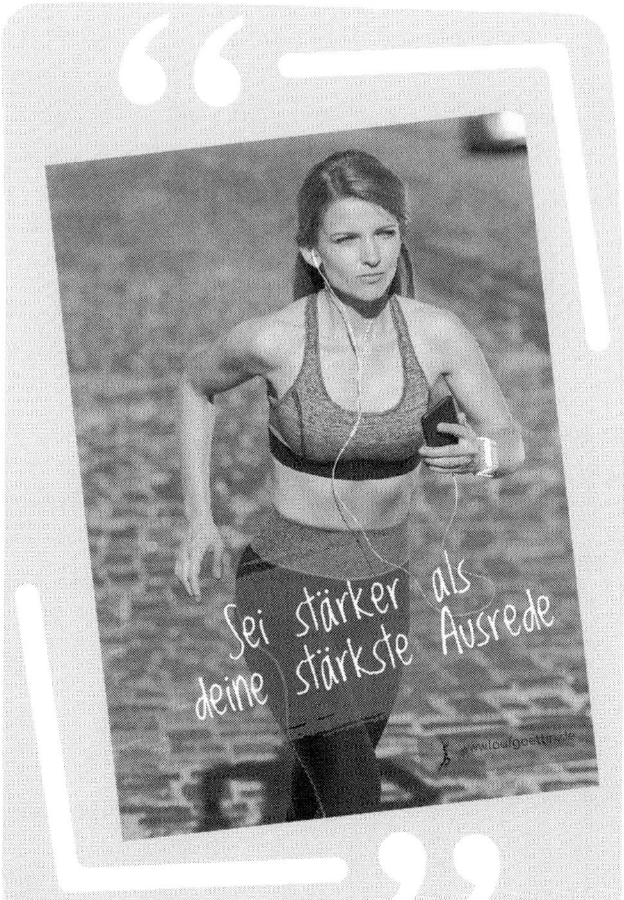
Sei stärker als
deine stärkste Ausrede

Optimierung des Laufstils

Lauf-ABC und seine Vorteile

Lauf-ABC-Übungen sind Übungen, die deine Lauftechnik bzw. deinen Laufstil verbessern, wodurch du nicht nur effizienter, sondern auch schneller läufst. Außerdem vermeidest du durch den richtigen Laufstil sich einschleichende Entzündungen und Verletzungen sowie Muskeldysbalancen. Denn wie du läufst bzw. deine Art zu Laufen ist, wie bereits erwähnt, eine Gewohnheit, das heißt, oftmals sind dir falsche Bewegungsabläufe nicht bewusst und lassen sich nicht per Kopf umpolen. Das heißt, es reicht nicht, sich vorzunehmen beispielsweise ab sofort nur noch auf dem Mittelfuß zu laufen oder dass die Arme beim Laufen das perfekte Läuferdreieck bilden. Dazu gibt es das Lauftechniktraining.

Dabei werden Bewegungsabläufe, die während des Laufens stattfinden, isoliert trainiert.

Willst du beispielsweise deinen Fußaufsatz verbessern, kannst du das mit der Lauf-ABC Übung Skippings erreichen.

Es gibt ganz verschiedene Lauf-ABC Übungen u. a. zur Verbesserung des Armeinsatzes, des Fußaufsatzes oder des Kniehubs.

Deine Muskulatur wird kräftiger und ist daher in der Lage die trainierten Bewegungsabläufe schneller durchzuführen, je häufiger du die Übungen machst.

Aber auch dein Gehirn lernt durch die Wiederholungen der Übungen ganz automatisch den korrekten Bewegungsablauf, wie er beim Laufen sein sollte. Lauf-ABC-Übungen erzielen ihre Wirkung, wenn du sie über einen längeren Zeitraum absolvierst. Du wirst deutliche Verbesserungen in deiner Koordination, aber auch bei dem Tempo feststellen. Deine Beweglichkeit in der Hüfte verbessert sich, du hast einen kräftigeren Fußabdruck und kannst deine Knie höher heben. Du wirst immer leichter und kraftsparender laufen.

Wie oft und wie sollte ich das Lauf-ABC machen?

Regelmäßig, einmal pro Woche sollte das Lauf-ABC bei einem deiner Läufe mit eingebaut werden. Lauf-ABC-Übung sind sehr anstrengend, deshalb ist es sinnvoll sie während einer weniger intensiven Laufrunde mit zu integrieren, da bei längeren oder schnelleren Laufeinheiten deine Muskeln bereits müde sind. Das Lauf-ABC dauert nur wenige Minuten. Zwei verschiedene Übungen solltest du dir pro Session heraussuchen.

Wichtig ist, dass du dich vor den Übungen mindestens 15 Minuten eingelaufen hast, so dass deine Muskeln erwärmt sind. Suche dir eine Übungsstrecke die eben und gerade ist, ca. 20-30 Meter lang ist. Dann beginnst du die Übung in eine Richtung und dann wieder zurück. Wenn du mit Lauf-ABC Übungen beginnst, solltest du die jeweilige Übung zweimal wiederholen, bist du fortgeschrittenen, sind 3 Wiederholungen optimal.

Hier eine kleine Liste von gängigen Lauf-ABC-Übungen: Seitsprünge, Skippings, Kniehebelauf, Hopserlauf, Anfersen, Einbeinsprünge, Überkreuzlaufen und Rückwärtslauf.

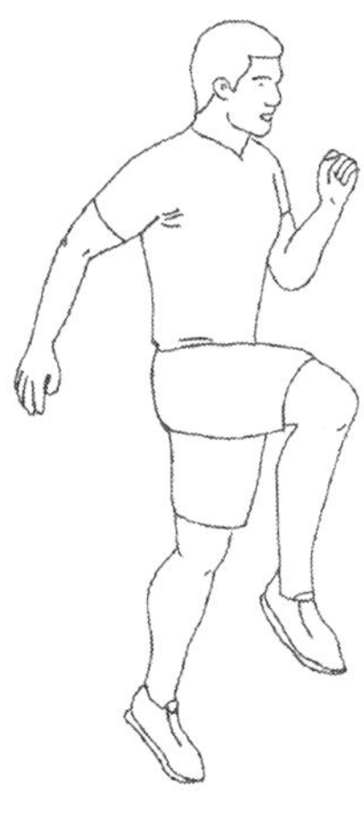

Abbildung: Skippings

Detaillierte Lauf-ABC Übungen mit genauer Anleitung und dem passenden Übungsplan gibt es in meinem Online-Laufkurs.

Mein Tipp! Mehr auf der Extraseite zum Buch!

Kräftigungsübungen sind wichtig

Natürlich wissen wir alle, Ausdauertraining allein ist nicht genug. Leider! Dabei sind viele von uns schon froh, dass sie es überhaupt geschafft haben, das regelmäßige Laufen in ihren Alltag zu integrieren. Dann noch extra Kräftigungsübungen, das ist doch zu viel verlangt, oder?

Bei genauer Betrachtung, so aufwendig ist es dann doch nicht. Denn jede noch so kleine Übung hilft. Und mal ehrlich ein paar Liegestütze, wenige Planks und die eine oder andere Kniebeuge passen in jeden noch so vollen Tag.

Meiner Erfahrung nach macht man diese Übungen am besten schon früh morgens und lässt sie zu einer Art Routine werden, wie das Zähneputzen am Morgen. Die Vorteile einer gekräftigten Muskulatur liegen auf der Hand. Gerade deine Rumpfmuskulatur sollte kräftig genug sein, um den Aufprallkräften die während des Laufens entstehen, standzuhalten.

Das sogenannte Coretraining, das deine gesamte Körpermitte und somit deine vorderen, seitlichen Bauchmuskeln, aber auch die hinteren unteren Rückenmuskeln stärkt, sind für Läufer enorm wichtig.

So kannst du sicher sein dein Verletzungsrisiko zu minimieren und für ein energiesparendes Laufen zu sorgen.

Auch kleinere Übungseinheiten während deines Lauftrainings stellen eine Ergänzung zum Ausdauersport Laufen dar.

Ich habe dafür ein spezielles Übungsprogramm mit detaillierter Übungsanleitung, Anzahl der Wiederholungen und einem Plan zusammengestellt. Das Tolle daran ist, du kannst diese Übungen einfach in deinen Lauf einbauen und brauchst keine extra Zeit zu Hause zu investieren, falls du dafür wirklich überhaupt keine Zeit mehr hast.

Meiner Meinung nach schlägst du mit den Übungen während des Laufens zwei Fliegen mit einer Klappe, du kräftigst deine Muskeln und bringst eine Extraportion Abwechslung in deinen Lauf.

Eine detaillierte Anleitung und ein Plan für die verschiedenen Kräftigungsworkouts für unterwegs gibt es in meinem „Pimp your Run“ Paket.

Mein Tipp! Mehr auf der Extraseite zum Buch!

Jetzt hast du schon jede Menge über Lauf-Stil, Kräftigungsübungen und Lauf-ABC erhört. Du hast das Gefühl, das wird dir alles zu viel, du weißt nicht, wie du alles in deine Läufe integrieren sollst? Das kann ich mir gut vorstellen, aber ich kann dich beruhigen. Eins nach dem anderen.

Befasse dich mit deinem Laufstil. Schau ob, du eine Laufstilanalyse machst, um aufzudecken, wie du überhaupt läufst. Dann nimm aus dieser Erkenntnis dein größtes Defizit im Laufstil und korrigiere es mit einer geeigneten Übung des Lauf-ABC.

Danach folgen Kräftigungs-, Koordinations- und Stabilisationsübungen. Mache dir keine Gedanken, niemand hat gesagt, du musst ab morgen alles beherrschen. Schritt für Schritt integrieren-so die Devise!

Beim Laufen geht es auch immer um eine Portion Achtsamkeit mit sich und seinem Körper. Lerne in dich hineinzuhören, so schließt du Überlastungen aus und du weißt, was du dir zumuten kannst und was nicht.

Angst vor Verletzungen?

Aus Erfahrung weiß ich, dass gerade ältere Frauen Bedenken haben, sich durch das Laufen Beschwerden „einzulaufen". Insbesondere dann, wenn sie ihr Laufpensum steigern wollen. Geht es dir auch so?
Du hast es vielleicht schon selbst erlebt, du warst laufen und plötzlich Schmerzen im Knie oder Hüfte, die nicht mehr aufgehört haben und dich selbst in deinem normalen Alltag beim Treppensteigen und Gehen, belastet haben.

Dieses Problem kenne ich sehr gut und verstehe, dass du Bedenken hast, dass dir das wieder passiert. Mein Tipp für dich lautet:

Beantworte die nächsten Fragen. Hier können die Ursachen für deine Schmerzen liegen.

Hast du dir damals beim Start ins Laufen neue, vor allem hochwertige Laufschuhe gekauft?

Hast du dich in einem Laufladen beraten lassen und mittels einer Laufbandanalyse den für dich richtigen Laufschuh herausfinden lassen?

Bist du schnell gelaufen (6 oder 7 Min pro Kilometer)? Hast du nach jedem Lauf eine Laufpause gemacht?

Hast du nach jedem Lauf ausreichend gedehnt?

Wie sieht dein Laufstil aus? Gibt es Punkte beim Laufstil, die du optimieren kannst?

Bist du zu Beginn gleich 45 Minuten oder mehr gelaufen?

Hast du dein Laufpensum zu schnell gesteigert?

Die Fragen helfen dir sicherlich dabei herauszufinden, welche/n Fehler du eventuell gemacht hast. Neben der richtigen Ausrüstung, ist die Verbesserung des Laufstils, wie auch eine, deinem Trainingsstand angemessene Leistungssteigerung mit einem systematischen Trainingsaufbau, Grundvorsetzung, um verletzungsfrei und mit Freude laufen zu können.

Kommen wir nun zu einem Thema, weshalb ich immer wieder zahlreiche Mails erhalte: Die richtige Atmung beim Laufen.

Ähnlich wie beim Thema Laufstil, ist es meiner Meinung nach für eher „neue“ Läuferinnen schwierig sich auf die Atmung (Bauchatmung) und Laufstil zu konzentrieren, weil sie generell einfach nur mit sich und der Herausforderung des Laufens beschäftigt sind.

Dennoch je mehr Kilometer du laufen möchtest, desto wichtiger werden sowohl die Atmung, wie auch der Laufstil.

Brustatmung oder Bauchatmung, was ist effektiver?

Atmen ist ein natürlicher Reflex und Vorgang, der ganz automatisch funktioniert. Du kannst dich darauf verlassen, dass sich dein Körper den notwendigen Sauerstoff holt, wenn du dich mehr anstrengst. Deine Atmung passt sich deinem Tempo und Schrittrhythmus während des Laufens an.

Die effektivste Atmung, nicht nur für Läufer, ist die Bauchatmung oder auch Zwerchfellatmung genannt.

Bei dieser Atmung atmest du in den Bauch hinein und nutzt damit deine Lungenkapazität viel besser aus, als bei der flachen Brustatmung, bei der nur der obere Teil der Lungen beansprucht wird.

Du kannst mit einem einfachen Test herausfinden und dir bewusst machen, wie du eigentlich atmest. Setze dich dazu einfach gerade auf einen Stuhl und atme einfach ganz normal einmal ein und dann wieder aus. Hast du es bemerkt?

Deine Schulter haben sich in Richtung deiner Ohren bewegt. Deine Atmung ist wahrscheinlich eher flach, nur im Brustkorb. Aber keine Sorge, die meisten Menschen atmen so oberflächlich.

Die Bauchatmung kannst du allerdings einfach erlernen. Dazu legst du dich auf den Rücken und legst ein Buch auf deinen Bauch. Du atmest tief in deinen Bauch ein und wieder aus. Dabei hebt und senkt sich das Buch auf deinem Bauch. Wenn du diese Art zu atmen eine Zeitlang täglich geübt hast, probierst du diese Übung als nächstes im Sitzen und später im Stehen aus. So kannst du diese Erfahrung ganz einfach beim Laufen integrieren.

Mein Tipp! Mehr auf der Extraseite zum Buch!

Läuferbeschwerden im Detail

Die häufigsten Läuferbeschwerden bei Läufern sind Achillessehnenentzündung, Knieschmerzen oder Schienbeinkantensyndrom.

Regel Nr. 1: Schmerzen niemals ignorieren, sie sind immer ein Alarmsignal des Körpers!

Achillessehnenentzündung

Die Achillessehne ist die kräftigste Sehne im Körper und verbindet das Fersenbein mit dem hinteren Wadenmuskel.

Zu einer Entzündung kommt es meist aufgrund von:

- ✓ zu schneller Trainingssteigerung (Intensität und Umfang – zu oft, zu schnell zu lange trainiert)
- ✓ alten oder ungeeigneten Laufschuhen
- ✓ Wechsel von Laufuntergründen (z. B. Wechsel von Wald auf Asphalt oder Sand)

- ✓ Fußfehlstellungen
- ✓ Übergewicht
- ✓ einem unkorrekten Laufstil
- ✓ fehlenden Dehnen nach dem Laufen
- ✓ Bei Frauen: Wechsel von Absatzschuhen zu Laufschuhen (meist verkürzt die Wadenmuskulatur durch häufiges Tragen von Absatzschuhen)
- ✓ keine oder nicht ausreichende Regenerationszeit zwischen den Lauftagen

Je früher du die Schmerzen behandelst und nicht einfach weiterläufst, umso stärker unterstützt du deinen Körper die Entzündung schneller abklingen zu lassen, denn eine nicht beachtete akute Achillessehnenentzündung kann zu einer chronischen Entzündung führen.

Da die Sehne weniger durchblutet ist als ein Muskel, kann die Entzündung schlechter abklingen und es kann Monate dauern, bis du wieder schmerzfrei bist.

Wenn die Achillessehne stark schmerzt, solltest du mindestens 2 Wochen Laufpause machen und so oft wie möglich die Beine hochlegen. Versuche die Durchblutung an dieser Stelle zu fördern. Kalt-warme Fußwechselbäder regen die Durchblutung an. Massagen mit den kleinen Igelmassagebällen oder mit der Blackroll unterstützen ebenfalls.

Du kannst die schmerzende Stelle mit entzündungshemmenden Salben, ggf. mit einer Zahnbürste einmassieren.

Kühlen solltest du die Stelle nur im Akutfall, mehr zum Thema Kühlen im Abschnitt „Kühlen nur im Akutfall?“

Ein gutes Hausmittel, was sich bei Entzündungen sehr bewährt, sind die guten alten Quarkwickel. Wie du Quarkwickel anwendest, findest du im Abschnitt „Wie werden Quarkwickel gemacht?“

Beginne die verkürzte Wadenmuskulatur zu dehnen (an der Stufe), denn eine gedehnte Muskulatur entlastet die Sehne, am besten mehrmals täglich! Ein Video dazu gibt es auf der Extraseite zum Buch.

Checke bitte, ob deine Laufschuhe die richtigen für dich sind oder ggf. doch schon zu alt sind.

Wenn du wieder mit Laufen beginnst, meide Bergläufe und unebenes Gelände, reduziere deine Laufstrecke! Ein Fersenkissen im Schuh vermindert die Sehnenspannung und entlastet. Noch ein Tipp: Im normalen Alltag täglich deine Schuhe wechseln!

Mein Tipp! Mehr auf der Extraseite zum Buch!

Schienbeinkantensyndrom

Beim Schienbeinkantensyndrom (engl. Shin Splint) oder Tibiakantensyndrom handelt es sich um eine Knochenhautentzündung des unteren bis mittleren Schienbeins durch Überbelastung.

Typisch sind krampfartige oder stechende Schmerzen an der Innenseite in der Mitte des Schienbeins, gerade am Anfang des Laufens.

Durch die Erwärmung der Muskulatur während des Laufens können die Schmerzen wieder verschwinden.

In Ruhe treten die Schmerzen plötzlich wieder auf, teilweise stärker als in den Laufphasen. Im Verlauf der Entzündung werden die Beschwerden und Schmerzen beim Laufen so stark, dass der Lauf abgebrochen werden muss.

Ursachen können sein:

- ✓ zu schnelle Trainingssteigerung (zu schnell, zu lang, zu oft)
- ✓ abgelaufene, zu kleine ggf. zu schmal geschnittene oder unpassende Laufschuhe
- ✓ zu oft auf harten Laufuntergründen (Beton, Asphalt) trainiert
- ✓ untrainierte Wadenmuskulatur
- ✓ Fußfehlstellung
- ✓ Laufstil (z. B. Fersenlauf)

Sofortmaßnahmen:

Du solltest für 1-2 Wochen eine strikte Laufpause einhalten. Zur genauen Diagnosestellung, ggf. mittels MRT, empfiehlt sich ein Besuch beim Orthopäden oder Sportmediziner, um eine Stressfraktur (Ermüdungsbruch) auszuschließen. Bei dieser Untersuchung kann man außerdem eventuelle Fußfehlstellungen aufdecken.

Wie kannst du dir Linderung verschaffen?

- ✓ Einreiben mit entzündungshemmenden Salben (Traumeel, Heilerde, Retterspitz)
- ✓ Quarkwickel als bewährtes Hausmittel siehe „Wie werden Quarkwickel gemacht?“
- ✓ Kühlen nur im Akutfall siehe Abschnitt „Kühlen nur im Akutfall?“
- ✓ Lass dich beim Arzt oder Apotheker über Phlogenzyme/Wobenzyme beraten. Sie enthalten Kombinationen aus pflanzlichen Enzymen wie Bromelain, Papain und anderen Enzymen, diese aktivieren den Heilungsprozess und bekämpfen die Schmerzursache: die Entzündung.
- ✓ Professionelle Triggerpunktbehandlung durch einen Physiotherapeuten /Kinesiologen. Bei der Behandlung können kleinste Muskelverkrampfungen, die durch Überlastung von Muskelfasern entstehen, gelöst werden.

- ✓ Wenn die Entzündung abgeklungen ist, solltest du dehnen, z. B. Dehnung im Fersensitz ggf. mit Blackroll (dazu gibt es ein Video auf der Extraseite)

Du solltest überprüfen, ob du die richtigen Laufschuhe hast. Überdenke dein Training und steigere dich nur langsam und angemessen. Meide unebenes Gelände zum Laufen, sowie bergiges Terrain.

Nachdem du beschwerde- und schmerzfrei bist, solltest du mit Kräftigungsübungen für die Unterschenkel, sowie mit Koordinationsübungen mit dem Balancierbrett beginnen; sie können helfen, die Probleme nicht mehr aufkommen zu lassen.

Mein Tipp! Mehr auf der Extraseite zum Buch!

Knieschmerzen

Ein weiteres Läuferproblem sind Knieschmerzen. Ich selbst hatte sehr große Knieprobleme und habe sie in den Griff bekommen.

Ich spüre immer sofort, wenn die Zeit gekommen ist, dass meine Laufschuhe ausgedient haben.

Meist wenn meine Laufschuhe ca. 1 Jahr alt sind, spüre ich es, es müssen neue Laufschuhe her; denn mein linkes Knie meldet sich.

Für mich persönlich gibt es keine Alternative, für mich gibt es Laufschuhe nur vom Profi.

Ich gehe bei jedem Laufschuhkauf in einen anderen Laufladen und lasse mich aufs Neue beraten, auch wenn ich schon 10 Jahre laufe und weiß, auf was ich bei mir, insbesondere mit meiner Knieverletzung achten muss.

Die Laufschuhtechnologien entwickeln sich stetig weiter, das Angebot ist riesig, da hilft nur eine kompetente Beratung.

Ich kaufe meine Schuhe immer nachmittags, da die Füße dann etwas größer/breiter sind.

Mit den Jahren hat sich meine Fußmuskulatur durch das regelmäßige Laufen so gut entwickelt, dass ich nun mit Schuhen mit minimaler Dämpfung laufen kann.

Ganz im Gegenteil sogar, wenn ich mit Laufschuhen laufen gehen würde, die eine hohe Sprengung und Dämpfung haben, wäre das kontraproduktiv für meine gesamte Fußmuskulatur.

Was heißt das für dich? Ich kann es nur immer wieder betonen, spare nicht am „Handwerkszeug" für uns Läuferinnen. Gute Laufschuhe kosten zwar zwischen 140 – 160 Euro (nach oben gibt es keine Grenzen :-)), aber das ist eine Investition, die sich lohnt, wenn man bedenkt, dass du dir damit eventuelle Beschwerden ersparst.

Leider wird oft an der falschen Stelle gespart und es wird sich einfach im Internet das Lieblingsmodell vom Vorjahr bestellt. Dann ist es oftmals kein Wunder, die Achillessehne meckert und macht das Laufen zur Tortur.

Eines solltest du bedenken, wenn du eine Zeitlang läufst, verändert sich dein Fuß (und nicht nur der Fuß).

Deine Muskeln, deine Gelenke, deine Knochen deine gesamte Statik verändern sich, deshalb ich es so wichtig sich beim Laufschuhkauf immer wieder neu zu orientieren.

Denn so findest du das passende Modell deinem aktuellen Trainingsumfang, Trainingszustand und auch Trainingsgelände entsprechend.

Aber nicht nur die Laufschuhe können Ursache von Knieproblemen sein, auch der vielbeschriebene Laufstil, nämlich wenn du zu den „sitzenden Läuferinnen" gehörst.

Du kannst schnell herausfinden, ob du auch zu den sitzenden Läuferinnen gehörst. Wenn du das nächste Mal an einem Schaufenster vorbeiläufst, schau ganz genau dein Spiegelbild an. Hast du eher eine fast hockende Position beim Laufen? Ist deine Hüfte dabei nach unten abgesenkt, so dass du von der Seite aussiehst, als sitzt du beim Laufen?

Grund hierfür ist u. a. mangelnde und verkürzte Muskulatur, insbesondere der Gesäßmuskulatur und Oberschenkelmuskulatur.

Mit einer Sofortmaßnahme kannst du der verkürzten Muskulatur entgegenwirken: Dehnen. So simpel sich das anhört, aber du wirst sofort Linderung in deinem Knie spüren.

Hier eine kleine Übungsanleitung:

Stelle dich aufrecht hin. Zum besseren Stand suche dir einen Gegenstand zum Festhalten (Tisch, Stuhl).

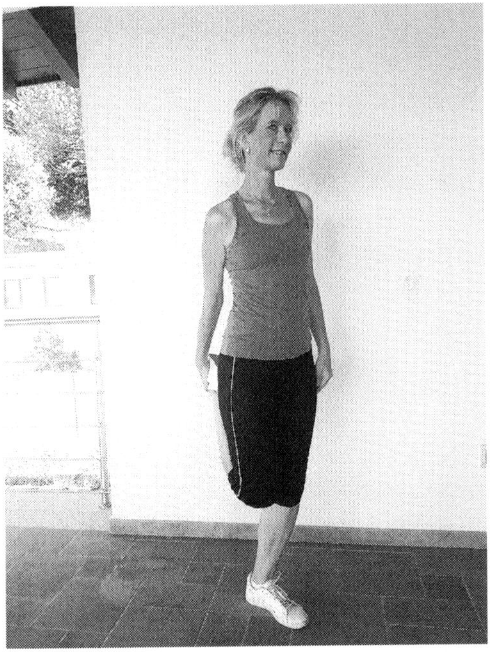

Winkle dein rechtes Knie nach hinten ab, umfasse mit der rechten Hand den rechten Spann deines Fußes (Oberseite des Fußes). Das Standbein, in diesem Fall das linke Bein, ist leicht gebeugt. Drücke deine rechte Ferse so weit wie möglich in Richtung deines Gesäßes. Nach 20 Sekunden wechselst du auf die linke Seite.

Somit entlastest du sofort den Druck auf deinem Kniegelenk und dehnst den gerade beim Laufen beanspruchten Oberschenkelmuskel.

Für die Stärkung deiner Gesäßmuskulatur, wähle Übungen, die knieschonend sind, beispielsweise das Beckenheben. Das ist eine einfache, aber effektive Übung aus meinem Buch über Knieschmerzen.

Dafür legst du dich auf den Rücken, stellst deine Füße auf dem Boden an, so dass deine Beine angewinkelt sind, hebst dein Becken nach oben und senkst es langsam und kontrolliert wieder ab. Mache insgesamt 3 Serien mit 30 Wiederholungen. Schwieriger wird es, wenn du ein Bein nach oben ausstreckst und die Übung einbeinig ausführst.

Wie bereits geschildert können auftretende Knieschmerzen ganz verschiedene Ursachen haben.

Nicht nur ein falscher Laufstil, falsche Schuhe, verkürzte und/oder mangelnde Muskultur können Probleme machen, sondern auch die viel beschriebene schnelle Leistungssteigerung.

Diese Belastung halten die untrainierten Muskeln, Sehnen und Bänder nicht aus – die Gelenke beginnen zu rebellieren.

Wenn du andauernde Knieschmerzen hast, kann es sein, dass dein Körper eine Art Schonhaltung beim Laufen einnimmt. Diese Abläufe geschehen ganz automatisch und für dich nicht bewusst.

Vielleicht kennst du das, du hast Schmerzen im linken Knie und nun bekommst du zusätzlich noch Beschwerden mit der rechten Hüfte.

Ich weiß, von was ich spreche, denn alles, was ich hier schreibe, habe ich selbst erlebt.

Mit den Tipps, die ich dir hier gebe, habe ich meine Knieschmerzen in den Griff bekommen. Osteopathie hat mir geholfen, als ich zusätzlich zu den Knieproblemen noch starke Schmerzen in der Hüfte bekommen habe.

Oftmals werden Behandlungskosten zu großen Teilen von den gesetzlichen Krankenkassen übernommen. Erkundige dich bei deiner Krankenkasse, ob du die Kosten erstattet bekommst.

Mit Osteopathie können deine Verspannungen aufgelöst und deine natürlichen Selbstheilungskräfte aktiviert und gefördert werden.

Mit entzündungshemmenden Salben (Traumeel, Heilerde, Retterspitz), wie bereits beschrieben, kannst du deine schmerzenden Knie einmassieren.

Mehr zum Thema und meinen absoluten Geheimtipp bei Knieschmerzen kannst du in meinem Buch über Knieschmerzen nachlesen.

Wie werden Quarkwickel gemacht?

Quarkwickel zu machen ist einfach: Dazu trägst du den möglichst frischen, kühlen Quark (Kühlschranktemperatur um die 6 Grad) ca. 1cm dick auf die betroffene schmerzende Stelle auf. Dort lässt du ihn antrocknen, bevor du ihn wieder abwäschst. Quarkwickel wirken schmerzlindernd, entzündungshemmend und abschwellend.

Dadurch können sie vielfältig eingesetzt werden, wie beispielsweise bei Gelenkschmerzen in Verbindung mit Entzündungen, Prellungen und Verstauchungen.

Die vielzähligen positiven Effekte erzielt der Quark aufgrund seiner Inhaltsstoffe. Diese sind in erster Linie Kasein, welches aufgrund seiner Phosphate schmerzlindernd wirkt und Milchsäurebakterien, welche die Entzündungsstoffe im schmerzenden Gebiet hemmen. Die wohltuende Kälte, welche durch den Quark hervorgerufen wird, entsteht aufgrund der Verdunstung der Flüssigkeit des Quarks.

Kühlen nur im Akutfall?

Allgemein ist bekannt, dass es bei Entzündungen oder Schmerzen immer gut ist zu kühlen. Dazu solltest du dir allerdings bewusst machen, was passiert, wenn du kühlst. Deine Gefäße werden durch die Kühlung verengt, folglich wird die Durchblutung und damit der Sauerstoff- und Nährstofftransport für die Heilung zur verletzten Stelle in deinem Körper erschwert bzw. verringert. Außerdem wirkt die Kühlung schmerzlindernd, so dass du ggf. zu früh belastest und damit die verletzten Strukturen wieder reizt und die Heilung blockierst.

Das bedeutet: Kühlen ja, allerdings nur im Akutfall, 10 - 20 Minuten nach dem die Verletzung aufgetreten ist, bis höchstens 48 Stunden danach, z. B. nach einer

Verstauchung. Niemals direkt Eis auf die betroffenen Stellen legen, da das die Gefäße viel zu stark verengt. Es ist besser einen feuchten Waschlappen mit einigen Eiswürfeln zu befüllen und die Stelle nur zu tupfen oder zu bestreichen. Niemals einen Eisbeutel direkt auf die betroffene Stelle legen.

Teil 3 - Läufer-Begriffe von A bis Z

Läufer/innen haben zum Teil ihre eigene Sprache. Oder was ist bitteschön eine Pronation, eine aerobe Schwelle und was bedeutet eigentlich GA 1 und GA 2?

Du gehörst zur „Läuferszene“, deshalb solltest du auch mitreden können. Um einen schnellen Überblick zu bekommen, welche Läuferbegriffe für dich wichtig sind, findest du hier einen kleinen Überblick von A-Z vom „Läuferlatein“.

A

Aerob – vereinfacht könnte man sagen aerob heißt „mit Sauerstoff“, anaerob heißt „ohne Sauerstoff“. Diese zwei Begriffe beziehen sich auf die Energieumwandlung beim Training.

Du solltest die meiste Trainingszeit im aeroben Bereich laufen, denn in diesem Bereich wird dein Körper mit ausreichend Sauerstoff versorgt.

Anders ausgedrückt im aeroben Bereich, wenn du locker in deinem Wohlfühltempo läufst, bekommst du ausreichend Luft; die Sauerstoffzufuhr und der Sauerstoffverbrauch sind ausgeglichen.

A

Aerobe Schwelle - Stelle dir vor, du läufst im grünen Bereich, das heißt, dein Körper bekommt genügend Sauerstoff. Nun ziehst du das Tempo an, du läufst schneller. Das Laufen ist viel anstrengender, du bekommst schwer Luft, deine Muskeln sind schwer, du kommst nun an deine aerobe Schwelle, dein Laktatspiegel (siehe L wie Laktat) im Blut beginnt anzusteigen. Wo genau diese aerobe Schwelle bei dir ist, hängt u.a. von deinem Fitnesslevel ab.

Desto trainierter du bist, desto höher ist deine aerobe Schwelle, sie lässt dich länger und intensiver trainieren, ohne dass mehr Laktat produziert wird. Die aerobe Schwelle kannst du erhöhen, indem du längere Läufe mit geringem Tempo absolvierst.

B

Bauchmuskeln sind wichtig und schützen dich vor Verletzungen, da ein stabiler Rumpf die entstehenden Aufprallkräfte beim Laufen besser kompensieren kann.

C

Catwalk – Auch Overcrossing genannt, ist ein Überkreuzen des Fußaufsatzes über die Körpermittellinie und ist sehr häufig verbreitet. Damit belastest du deine Hüfte stark, da du das Becken abkippst.

D

Dehnübungen nach dem Laufen sind enorm wichtig. Sie verringern dein Verletzungsrisiko und verkürzen deine Regenerationszeit!

E

Einlagen bei Laufschuhen werden zwar oft empfohlen, man sollte allerdings ernsthaft hinterfragen, ob das wirklich Sinn macht, denn damit kann das Training der Fußmuskulatur verringert/gehemmt werden.

E

Erkältung – Mit einer Erkältung solltest du nicht laufen. Wenn du trotzdem laufen gehst, belastest du deinen Körper unnötig.

Eine Faustregel besagt: Deine Laufpause nach einer Erkältung sollte so lange sein, wie die Dauer deiner Erkältung. Beispiel: Du warst 7 Tage erkältet, jetzt solltest du noch weitere 7 Tage warten, bis du wieder laufen gehst!

F

Fußstellung & Beinhaltung: Achte darauf, dass deine Füße und Beine in Laufrichtung gerade und parallel zu einander stehen (kein Catwalk). Eine hilfreiche Metapher: Stell dir vor, deine Beine sind „Stelzen“ und setzen parallel auf.

F

Fettstoffwechsel – Läufst du in einem moderaten Tempo, ist dein Fettstoffwechsel besonders aktiv.

G

GA 1 und GA 2 - Die Begriffe GA1 und GA2 werden dir spätestens begegnen, wenn du auf einen Halbmarathon trainierst und du deinen Laufplan auf die 21,0975 Kilometer in den Händen hältst. GA steht für Grundlagenausdauer, sie setzt sich aus der Grundlagenausdauer 1 und Grundlagenausdauer 2 zusammen. Deine Grundlagenausdauer 1 stellt die Basis deiner Ausdauer dar. Sie findet mit geringer Intensität im niedrigeren Pulsbereich (ca. 75% deines Maximalpulses) statt. Im GA 1 Bereich trainierst du die meiste Zeit. Du kannst deine Grundlagenausdauer mit verschiedenen Sportarten wie beispielsweise Schwimmen, Radfahren und eben Laufen trainieren.

GA2

Mit der Grundlagenausdauer 2, die in mit höherer Intensität und daraus resultierendem höheren Puls stattfindet, trainierst du deinen Körper darauf größere Anstrengungen und höhere Geschwindigkeiten auch über einen längeren Zeitabschnitt „durchzuhalten".

Je besser deine Ausdauer, desto besser ist dein gesamtes Herz-Kreislauf-System trainiert.

Deine Lunge kann mit jedem Atemzug mehr Sauerstoff aufnehmen, du bist nicht mehr so schnell aus der Puste.

Dein Herz wird kräftiger und kann mehr Blut (dein Blutvolumen steigt an) durch deinen Körper pumpen. Dein Sauerstoffgehalt im Blut steigt, deine Muskeln können besser versorgt und durchblutet werden. Die Muskeln verbrennen mehr Fett.

L

Laktat (Salz der Milchsäure) entsteht als Stoffwechselprodukt in den Muskeln bei der Energiebereitstellung im Körper.

Laktat hast du immer in deinem Blut. Weil du immer, nicht nur beim Laufen, deine Muskeln gebrauchst. Wenn du schneller läufst und so schnell läufst, dass du außer Puste bist, erzeugst du eine Sauerstoffnot im Körper. Es wird mehr Laktat ausgeschüttet, deine Muskeln übersäuern.

Die Folge: deine Muskeln werden hart, dein Herz rast und deine Beine werden schwer wie Blei. Du bist nun im roten Bereich, über der aeroben Schwelle.

Das bedeutet, laufen im Wohlfühltempo, denn zu viel Laktat im Blut ist dein Leistungskiller.

M

Maximalpuls ist der Puls bzw. die maximale Herzschlagfrequenz (maxHF), die man unter Anstrengung erreichen kann. Es gibt verschiedene Formeln zur Berechnung des Maximalpulses.

M

Mittelfuß – Du solltest auf dem Mittelfuß laufen! So minimierst du die Aufprallkräfte, die insbesondere auf deine Kniegelenke wirken!

M

Muskelkater - Wenn du Muskelkater ignorierst, d. h. weiter trainierst und dich nicht schonst, dauert es umso länger, bis die Schmerzen verschwinden.

N

Neue Laufschuhe brauchst du nicht einlaufen, sie sollten sofort passen.

Laufschuhe kauft man meist 1-2 Größen über der Normalgröße.

O

OLS – Öfter-länger-schneller – du solltest erst öfter (regelmäßig 3 Mal die Woche), länger (mindestens 5 km, besser 8 km) laufen können, um dann an deiner Schnelligkeit/ Tempo „arbeiten“.

P

Pulsuhr - Wenn du längere Distanzen läufst und wenn du mit Herzfrequenz trainieren möchtest, dann ist eine Pulsuhr notwendig.

R

Regenerationszeit – Ist die Zeit, die dein Körper für kleine „Reparaturen“ und Anpassungsprozesse nach dem Laufen/Training benötigt.

Bei weniger trainierten Läufern sollte die Regerationszeit mindestens 48 Stunden betragen.

S

Shin Splints (englisch) ist eine Knochenhautentzündung am Schienbein, es wird oft als auch Schienbeinkantensyndrom oder Tibiakantensyndrom bezeichnet. Die Entzündung ist weit verbreitet bei Laufeinsteigern oder Wiedereinsteigern, meist hervorgerufen durch Überbeanspruchung durch zu schnelle Trainingssteigerung.

S

Superkompensation (siehe auch Regenerationszeit) ist der Regenerationsprozess im Körper nach einem anstrengenden Training. Beginnst du zu früh wieder zu trainieren, führt das zu Leistungseinbußen.

T

Tights sind enganliegende Laufhosen, die es für Mann und Frau zu kaufen gibt. Sie verringern ein Wundscheuern bei verschwitzter Haut (sich einen Wolf laufen) besser als eine normale Baumwolljogginghose.

U

Überpronation – Bei einer (Über)pronation kippt der Fuß beim Abrollen stark nach innen. Um Gelenke, Sehnen und Bänder nicht zu stark zu belasten ist es auch hier wichtig, auf einen guten Laufschuh zu achten. Ob du eine Überpronation hast, erfährst du durch eine Laufbandanalyse.

V

Vorfußlauf oder Ballenlauf - Dabei setzt der Fuß zuerst mit dem Ballen auf. Er ist für Sprints geeignet. Du solltest dir den Mittelfußlauf angewöhnen, dieser ist auch insbesondere aus orthopädischer Sicht schonender, denn beim Vorfußlauf wird die Achillessehne und die Wade stark belastet.

W

Wie lange & wie oft – Du solltest mindestens 30 Minuten, 2 Mal, besser 3 Mal pro Woche laufen, um deine Ausdauer auf einem gewissen Level zu halten.

Z

Ziel – Du solltest dir ein Ziel setzen. Es sollte in einem festgelegten Zeitrahmen realistisch, konkret (messbar) und positiv formuliert (Gefühl) sein.

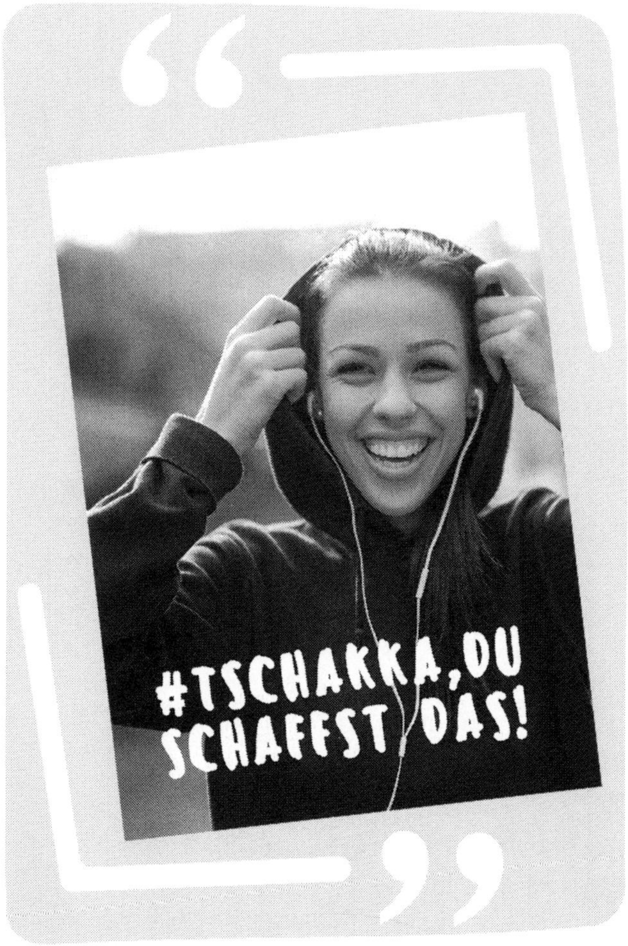
#TSCHAKKA, DU
SCHAFFST DAS!

Zum Schluss habe ich noch eine Bitte...

Ich hoffe, ich konnte dir auf deinem Weg zu einer schnelleren Läuferin weiterhelfen. Für mich steckt in jeder Läuferin eine Laufgöttin, auch in DIR! Mein großes Ziel und mein Herzenswunsch mit diesem Buch war es, dich zu motivieren, zu bestärken dir Ziele zu setzen und dir alle Tipps und Tricks ans Herz zu legen, diese zu erreichen.

Geht es dir auch so, wenn du etwas kaufst, schaust du als erstes auf die Bewertungen des Buches oder des Produktes. Bei mir ist das so, ich lese mir durch, was andere zu dem Artikel geschrieben haben und welche Erfahrungen sie gemacht haben.

Deshalb meine Bitte, schreibe eine kleine Bewertung für das Buch auf Amazon.de.

Ich danke dir von Herzen und wünsche dir jede Menge Spaß und viele unvergessliche Glücksmomente beim Laufen.

Alles Liebe für dich

Deine Anke

Auf einer kostenlosen Extraseite auf meiner Webseite habe ich für dich Links, Videos, Übungen und Produkte, die dir helfen werden, schneller und länger laufen zu können, zusammengefasst. **Zusätzlich gibt es auf dieser Seite eine kleine Überraschung für dich.**

Hier bekommst du alle im Buch aufgeführten Infos und Links auf einen Blick. Mit diesem Link kommst du auf meine Seite:

https://laufgoettin.de/77Fragen

Übrigens, alle Motivationssprüche des Buches kannst du dir gratis, in Form von Postkarten, auf der Extraseite bestellen.

Hast du Fragen, dann schreib mir bitte an kontakt@laufgoettin.de.

Mehr über mich und meine Bücher findest du unter www.ankethiel.com.

Printed in Poland
by Amazon Fulfillment
Poland Sp. z o.o., Wrocław

54273340R00085